# 小儿皮肤病防治

第2版

主　编　窄秀凤

编　者　（以姓氏笔画为序）

于金玲　田雪飞　付伟娜

刘　丽　周英杰　周爱民

赵云雁　徐　珊　程颜苓

河南科学技术出版社

·郑州·

## 内容提要

本书介绍了200多种小儿皮肤病的诊断要点、鉴别诊断、防治措施及注意事项，并附有小儿常见皮肤病图片。本书内容科学实用、通俗易懂，具有很强的可操作性，可供基层医务人员参阅，也适合广大家长阅读。

**图书在版编目（CIP）数据**

小儿皮肤病防治/窄秀凤主编. —2版. —郑州：河南科学技术出版社，2018.7

ISBN 978-7-5349-9247-6

Ⅰ.①小… Ⅱ.①窄… Ⅲ.①小儿疾病—皮肤病—诊疗 Ⅳ.①R751

中国版本图书馆CIP数据核字（2018）第114649号

---

**出版发行**：河南科学技术出版社
北京名医世纪文化传媒有限公司
地址：北京市丰台区丰台北路18号院3号楼511室　邮编：100073
电话：010-53556511　010-53556508
**策划编辑**：欣　逸
**文字编辑**：王月红
**责任审读**：周晓洲
**责任校对**：龚利霞
**封面设计**：中通世奥
**版式设计**：王新红
**责任印制**：陈震财
**印　　刷**：河南瑞之光印刷股份有限公司
**经　　销**：全国新华书店、医学书店、网店
**幅面尺寸**：140 mm×203 mm　**印张**：10.75·彩页10面　**字数**：211千字
**版　　次**：2018年7月第2版　2018年7月第1次印刷
**定　　价**：45.00元

---

# 前 言

小儿生活方式及成长环境与成年人有所不同，小儿皮肤病的发生、发展、种类、临床表现和防治方法等都有一定的特点。

小儿皮肤病是儿科最多见的疾病之一，有的是原发病，有的是其他疾病在皮肤上的表现，有的不需要治疗，有的可以早期预防，有的必须早期治疗，以防疾病进一步发展。目前，我国训练有素的小儿皮肤病医师严重缺乏，广大家长对小儿皮肤病的防治认知不足。希望本书的出版能帮助基层医务人员提高对小儿皮肤病的防治技能，提高广大家长对小儿皮肤病及其并发症的认知，保障小儿的健康成长。

本书共分19章，主要介绍了新生儿皮肤病防治，小儿细菌性皮肤病、病毒性皮肤病、真菌性皮肤病、动物性皮肤病、物理性皮肤病、营养内分泌性皮肤病、代谢性皮肤病、先天性皮肤病、变态反应性皮肤病等的诊断要点、鉴别诊断、防治和注意事项，并附有相关皮肤病彩图，以帮助读者看图识病、防病。本书引用了一些作者的部分图片，在此深表谢意。

由于我们的水平有限，书中可能有错误和不当之处，恳请广大读者和同行予以批评指正。

窄秀凤

2018年3月6日

# 目 录

# 第1章　小儿皮肤和皮下组织

## 一、小儿皮肤解剖

小儿皮肤分为表皮、真皮、皮下组织及皮肤附属器4部分。

1. *表皮*　又分为角质层和基底层。

(1)角质层：表皮作为屏障，能阻碍外界物质的侵入并维持内在物质的稳定。95%以上的表皮细胞是角质形成细胞。为了适应摩擦或其他形式的反复创伤，如暴露于紫外线或化学损伤，掌跖部角质层比其他部位生长得厚。角质层在眼睑及阴囊处最薄。新生儿的角质层是皮肤的最表层，很薄且易脱落。

(2)基底层：皮肤角化过程是连续不断的。基底层新形成的角质形成细胞从成熟到皮肤脱落的间期约为28天。皮肤疾病可能与角质化速度及过程的变化有关。新生儿的基底层生长很快，以补充脱落的角质层。

2. *真皮*

(1)组成和力学特性：真皮主要由被凝胶状黏多糖连续包被的胶原纤维和弹性纤维组成。这种纤维结构给予真皮强大的机械韧力和弹力，使得皮肤在经受剧烈的摩擦力后仍能够延伸过关节处。

(2)皮肤的脉管系统:皮肤动脉穿过皮下脂肪生成两个血管丛平行蔓延到表皮,为表皮提供营养、调节散热并参与对外来物质的防御。真皮有稠密较粗的毛细血管网,所以小儿的皮肤多呈玫瑰色。

(3)体温调节和出汗:皮肤是控制体温的重要器官。内脏和肌肉产生的热量被快速地运输到皮肤脉管系统,通过小汗腺蒸发水分而丢失。在热、潮湿的环境中,水分从皮肤表面的蒸发会受到限制,儿童的身体会热蓄积。如果这种状态持续,可能导致高热、脱水和低钠血症。在运动和热获得的状态下,出汗是维持体温的关键因素。在有先天性大量外分泌汗腺缺陷(少汗性外胚叶发育不良)的儿童中,气温高、运动或过热时发生热获得,反复高热常常是这种疾病的特征性表现。

(4)皮肤神经:皮肤的感觉神经末梢能引出所有的主要感觉如触觉、痛觉、瘙痒、温觉和冷觉。瘙痒是一种与疼痛相关的感觉,在邻近黏膜的部位感觉最强烈。组胺被认为是引起瘙痒最重要的介质,在某些情况下,瘙痒可完全由内在因素而不是皮肤引起,如胆汁淤积。

3. 皮下组织

(1)由纤维组织和脂肪细胞组成,在出生时皮下脂肪已相当丰满。

(2)皮下脂肪就位于真皮之下,主要由脂肪细胞组成。它可作为避免外伤发生的缓冲垫,热绝缘体及能量、激素代谢的重要来源。

(3)早产儿皮下组织发育差,因而易导致对热不稳定及代谢障碍。

4. 皮肤附属器　由表皮衍生而来，包括毛发、毛囊、皮脂腺、顶泌分泌腺和小汗腺及指(趾)甲等。

(1)毛发与毛囊：毛发又分长毛——头发，长而柔软；短毛——睫毛，短而硬；毳毛——分布全身，短细而软。人体各部位毛发的生长周期是不同步和不相同的。在头皮，任何时间点都有约85%的头发在生长(生长期)，14%的头发静止(休止期)，1%的头发在退化(退化期)。新生儿在出生后6个月内大部分毛发转变成休止期毛发。部分新生儿要过几个月才长出新的生长期毛发，从而成为"秃头"婴儿。部分婴儿很快就长出新的生长期毛发，常被误认为他们没有掉过头发。毛囊由表皮下陷形成。

(2)皮脂腺：除掌跖和足背以外，皮脂腺存在于人体皮肤的任何部位，以头皮、面部、前胸及肩胛间最大、最多。新生儿头部皮脂分泌多，常堆积在头皮上形成乳痂。痤疮与皮脂腺阻塞有关。

(3)汗腺：又分为大汗腺和小汗腺两种。大汗腺(顶泌汗腺)分布于腋窝、乳头、脐窝、肛门及生殖器周围。它们位于深部皮下组织，通常开口于毛囊。到青春期后，顶泌汗腺可分泌一种淡黄色、黏性的液体。这种分泌物的产生是受到压力或性刺激的反应。小汗腺分布全身。人体有200万～500万个小汗腺。这些腺体的作用通过汗液的蒸发性热丢失使身体温度下降。另外，这些腺体也有助于皮肤的摩擦面保持湿润。新生儿汗腺发育不完善，不能很好适应外界温差的变化。

(4)指(趾)甲：指(趾)甲在胎儿5个月时形成。新生儿指（趾）甲均已达到指（趾）的末端，而早产儿则达不到指（趾）的末端。甲床占据甲褶近端下方的区域，看起来像新月形。指甲约 3 个月长 1cm，趾甲生长更慢，约 9 个月长 1cm。新生儿指（趾）甲为薄的匙状，可持续到两三岁时。

5. 皮肤的发育

(1)周皮：可以输送液体、电解质和糖给正在发育的胎儿。

(2)表皮的发育：妊娠 24 周时直至出生，角质层逐步发育成熟和变厚，这样出生时婴儿的皮肤屏障功能就能和成年人相当。对于早产儿，出生越早，皮肤的屏障功能越差。

(3)表皮的附属器：毛囊或汗腺在头皮和掌跖的发育要比身体其他部位早一些。

(4)真皮：原始真皮为水样、无纤维结构的细胞间充质。妊娠 20 周时，胎儿的真皮结构已和成年人相似，但在整体厚度上还不如成年人。

(5)整体而言，新生儿的表皮、毛发、汗腺和皮脂腺结构与成年人的几乎相同。与成年人相比，真皮不够成熟，厚度较薄，胶原纤维、弹性纤维、血管网和皮肤神经的形成不足。

## 二、小儿皮肤生理作用

1. 保护作用　小儿皮肤是一个完整的屏障结构，像一套防御外衣保护深在的组织，并防止体液丢失。

2. 呼吸作用　主要用以排泄二氧化碳和水分。

3. 吸收作用　小儿皮肤具有较强的吸收和渗透作用，使用外用药物应注意吸收后引起的不良反应。

4. 感觉作用　由皮肤来体现身体与外界间的相互作

用，小儿的神经系统尚未完全发育，对外界的适应能力较差。

5. 调节体温作用 小儿皮肤易于散热，皮肤调节功能不健全，极易着凉或发热。

6. 免疫作用 小儿皮肤具有形成抗体、酶类及维生素D的功能，这对小儿的生长发育有重要作用。

## 三、小儿皮肤特点

小儿皮肤具有以下几个特点。

1. 小儿皮肤很薄，又有丰富的毛细血管网，轻微刺激即可出现生理性红斑。

2. 角化的上皮细胞大量脱落，即可形成生理性脱屑。

3. 新生儿皮脂溢出旺盛，可在头皮堆积形成乳痂。

4. 皮脂腺易阻塞，可在鼻翼、眉间或两颊出现粟粒疹。

5. 小儿表皮角质层薄，易受损害和感染，成为全身感染的侵入门户。

6. 致病菌侵入部位的皮肤和局部淋巴结，常无炎症性反应，因此很难确定病灶侵入的部位或早期发现疾病。

7. 小儿的体温调节功能不完善，产热与散热容易失去平衡，体温极易波动。尤其是婴幼儿对高热耐受力差，当体温＞40℃时，可引起惊厥或永久性脑损伤，或遗留严重的后遗症。

8. 因小儿皮肤的吸收能力较强，涂抹外用药物时易引起中毒。

9. 尿、便、呕吐物的刺激可引起小儿各种皮炎，甚至败血症。

# 四、小儿皮肤检查

1. 问诊　每一种症状发生和持续的时间、分布、顺序，相关的系统表现(如发热、关节疼痛等)，主要症状及伴随症状，出汗、皮肤损害与饮食的关系等。此外，还要记录既往史、完整的家族史和近期的药物治疗情况。

2. 望诊

(1)颜色

①充血：小儿全身充血见于猩红热；颊部充血见于肺炎、流行性感冒等。

②苍白：全身苍白提示血容量不足或血红蛋白含量降低。

③发绀：全身发绀提示血液循环障碍，表示心、肺功能不全。

④黄疸：见于新生儿生理性黄疸、先天性胆管闭塞、肝源性黄疸、血源性黄疸等。

(2)异常改变

①头皮静脉明显可见者，见于佝偻病。

②局限性浅青色者，见于新生儿枕部及面部。

③新生儿有无胎生青记。

④出血点或紫癜，见于出血性疾病或败血症。

⑤皮肤损害检查应注意其大小、分布情况。

3. 触诊　检查皮肤是否粗糙，湿度、温度和出汗情况，以及有无知觉过敏，弹性和充实度，是否有皮肤粘连等特点。

(1)皮肤干燥，见于维生素 A 缺乏病、先天性鱼鳞病等。

(2)皮肤过度湿润和出汗，见于佝偻病、结核病等。

(3)发热时全身温度升高,血管痉挛或血容量不足时皮肤温度下降,四肢发凉。

(4)知觉过敏,见于神经系统疾病。

(5)检查皮肤弹性时,一般应在腹壁和大腿内侧部位检查。可用拇指与示指捏起皮肤成一不大的皮褶,正常皮肤在松开手指时皱褶立即展开,失去弹性时皮肤展开很慢。皮肤弹性消失,见于重度脱水及严重疾病。

4. 皮肤划痕症　用指甲轻轻地在皮肤上划一痕迹,不久即出现反应:红色、白色、混合色或堤状隆起。后者见于自主神经兴奋性增高。

5. 检查毛发　应注意毛发的分布、颜色、粗细、软硬,有无稀疏、脱落及秃发等。

6. 检查指(趾)甲　应注意指(趾)甲的长度、厚度及形态等。

## 五、小儿皮下组织检查

1. 望诊

(1)皮下组织分布情况及充盈度:健康小儿皮下脂肪分布均匀,充盈良好且充实。

(2)皮下脂肪过多堆积,多为肥胖病,检查时很松弛,多呈泥膏状。

(3)皮下脂肪不足,多见于慢性营养不良。

2. 触诊　检查皮肤充实度和厚度,有无水肿及皮下结节。

(1)皮下脂肪:一处或全身散在性发硬,多见于新生儿硬肿症。

(2)皮下组织水肿:用手指按压皮肤,正常时皮下组织呈凹陷状,按压停止时立即平复,如凹陷平复很慢,多提示有水肿。

(3)皮下结节:多出现在骨骼与皮肤接近处,如将肘关节、腕关节、膝关节、踝关节尽量弯曲时最易发现。

# 第2章　小儿皮肤病防治及护理特点

## 一、小儿皮肤病常见原因

1. 年龄　不同年龄可发生不同的疾病，如新生儿易发生新生儿硬肿症，婴儿易发生湿疹，幼儿易发生丘疹性荨麻疹等。

2. 遗传　许多遗传疾病在出生时即表现出来，如先天性鱼鳞病。

3. 内分泌障碍　孕妇患甲状腺功能亢进症，可引起新生儿患先天性甲状腺功能亢进症。

4. 维生素缺乏　维生素A缺乏可引起夜盲症和皮肤干燥症。

5. 球菌感染　可引起脓疱病。

6. 真菌感染　可引起鹅口疮。

7. 病毒感染　可引起单纯疱疹。

8. 护理因素　护理不当可引起痱子和尿布皮炎。

9. 环境变化　环境温度高可引起汗疱疹。

10. 传染病　孕妇患风疹，可引起新生儿患先天性风疹。

## 二、小儿皮肤病常见表现

1. 自觉症状　小儿主观感受到的不适称为症状。局部症状主要有瘙痒、疼痛、烧灼及麻木感等；全身症状有畏寒、发热、乏力、食欲缺乏和关节疼痛等。症状的轻重与原发病的性质、病变程度及个体差异有关。

需要根据皮肤瘙痒、脱屑的情况和皮肤外观的变化，对小儿皮肤提出恰当的护理建议。自觉症状有痒、痛、灼热、蚁走感、麻木感。新生儿则表现哭叫不安。

(1)瘙痒：皮肤持续性瘙痒，应看是局部的还是泛发的，瘙痒与皮损有无关系。无皮损的单纯瘙痒往往提示胆道梗阻、糖尿病、尿毒症、淋巴瘤或甲状腺功能亢进；如果是伴有皮损的瘙痒，则应考虑足癣、疥疮和各种类型的皮炎。

(2)疼痛：常见于单纯疱疹、带状疱疹、皮肤化脓性感染、结节性红斑等，疼痛的性质可为刀割样、针刺样、烧灼样、电击样等，多局限于患处。

(3)麻木感及感觉异常：可见于麻风。

(4)脱屑：事实上每天角质层表面都有单层细胞的脱落，它由无活性、包含角蛋白的扁平角质形成细胞残骸组成，但这种脱屑肉眼常无法察觉。当急性损伤导致角质层10～20层细胞脱落，在临床上就可形成肉眼可见的白色鳞屑，如晒伤或烫伤后见到的脱屑。在表皮增生、角质层角化过度的疾病中(如银屑病)，还可见到皮肤表面鳞屑的过度堆积。与糠疹的薄鳞屑相比，银屑病则是一种厚鳞屑。

(5)外观改变：家长常会注意到孩子皮肤外观的变化，尤其是颜色的改变，要注意记录皮损出现的时间、颜色变化的

顺序及皮肤改变的过程。

2. 体征　客观存在、可看到或触摸到的皮肤黏膜及其附属器的改变称为体征，又称为皮肤损害（简称皮损）。皮肤损害分原发性皮肤损害和继发性皮肤损害两大类，但有时又不能截然分开，如脓疱为原发性皮扶损害，也可继发于丘疹或水疱。

（1）原发性皮肤损害：由皮肤病的组织病理变化直接产生，对皮肤病的诊断具有重要的价值。

①斑疹：不凸出、不凹陷的界限性皮疹，与皮面平行，是一种皮肤颜色的改变，可为红色、白色或黑褐色，大小不等（如日晒斑、白癜风、牛奶咖啡斑）。

②丘疹：高出皮面的界限性突起，边界清晰，为直径 1cm 或＜1cm 的实质性损害（如扁平苔藓、传染性软疣），可从斑疹转化，也可发展为水疱、脓疱或溃疡，吸收后不留瘢痕。

③斑块：是一种高出皮面、平顶的实质性损害，边界清晰，位于表皮部分的直径＞1cm（如银屑病）。

④结节：是一种高起的实质性损害，边界不清，有深部可触及的部分。大的结节定义为肿瘤（如类风湿结节、神经纤维瘤）。如果结节不随皮肤移动，则结节位于皮下；如果结节随皮肤移动，则结节位于真皮内。

⑤风团：是指某片区域的真皮浅层出现紧张性水肿，形成平顶、微隆起的损害（如荨麻疹）。多突然出现，又可迅速消失。消退后不留瘢痕，常伴有剧痒。

⑥水疱：是一种含有清澈液体、高出皮面又有腔隙的界限性突起，直径＜1cm（如水疱、单纯疱疹）。

⑦大疱：含有清澈液体，高出皮面的损害，直径＞1cm。

⑧囊肿：含有固体性物质的液囊，高出皮面，可触及（如表皮囊肿、上皮样囊肿）。

⑨脓疱：是一种含有脓性分泌物、高出皮面的损害，呈黄色（如痤疮、毛囊炎）。

⑩血疱：腔隙内含有血液。

（2）继发性皮肤损害：是由原发性皮肤损害演变而来或因搔抓、治疗不当引起。

①鳞屑：成层的表皮脱落，或白或褐色。鳞屑的大小、薄厚、形态不一，可呈糠秕状（如花斑糠疹）、蛎壳状（如银屑病）或大片状（如剥脱性皮炎）。

②结痂：为表面稠厚的溢液，干燥后即成结痂。根据成分的不同，可呈淡黄色（浆液性）、黄绿色（脓性）、暗红色或黑褐色（血性），或因混杂药物而呈不同颜色。

③糜烂：为失去表皮后露出的红润面。因损害较表浅，痊愈后一般不留瘢痕。

④溃疡：皮肤表皮缺损达真皮以下。因损害常破坏基底层细胞，故愈合较慢且愈合后可留有瘢痕。

⑤渗出：皮肤破损后表面渗出的液体。

⑥裂隙：又称皲裂，为线条状皮肤裂沟。表皮呈线性、楔形裂开，基底宽，可延伸至真皮层。好发于掌跖、指（趾）、口角等部位。

⑦瘢痕：新生的结缔组织，用以弥补或代替病损组织。可分为增生性瘢痕和萎缩性瘢痕两种。

⑧浸渍：皮肤吸收较多的水分而变软、变白，甚至起皱。常见于长时间浸水或处于潮湿状态下的皮肤部位，如湿敷较久、指（趾）缝等皱褶处。摩擦后表皮易脱落而露出糜烂面，

容易继发感染。

⑨萎缩：为皮肤的退行性变，可发生于表皮、真皮及皮下组织，因皮肤厚度变薄或真皮和皮下结缔组织减少所致。表现为表皮变薄、皮纹消失、皮肤凹陷，毛发变细或消失。

⑩抓痕（抓破）：由搔抓、划破或摩擦引起表皮的缺损。皮损表面可有渗出、血痂或脱屑，若损伤较浅则愈后不留痕迹。

⑪苔藓样变：又称苔藓化。因反复搔抓、不断摩擦导致的皮肤局限性粗糙、增厚、隆起，硬如皮革。常伴剧痒，见于慢性单纯性苔藓、慢性湿疹等。

## 三、小儿皮肤病诊断

小儿皮肤病的诊断主要根据病史、体格检查和有关的实验室检查。

1. 病史　应包括以下内容。

(1)皮肤损害出现的年龄、季节。

(2)皮肤损害始于部位、性质和时间。

(3)皮肤损害的程度及变化过程。

(4)局部和全身表现。

(5)诊疗的经过和疗效。

(6)发病前后一般情况的比较。

(7)直系亲属的健康情况、有无传染病或遗传性疾病。

(8)患儿的胎次及胎儿期情况。

(9)患儿母亲的妊娠反应。

(10)分娩过程。

2. 皮肤检查　应在自然光线下进行，包括以下内容。

(1)皮损的部位:始于暴露或覆盖部位、局部或全身、一侧或两侧。

(2)皮损性质:属何种损害,是一种或几种。

(3)皮损大小和数目:如针尖大、小米粒大等,是单发还是多发。

(4)皮损颜色:正常皮色或白、红、青、紫、黄、黑色等。尤其要注意红色或红褐色皮疹是否可完全压之褪色(如为瘀斑,则压之不褪色)。黄疸表现为弥漫性的肤色加深,必须同时检查巩膜以确诊;胡萝卜素血症显现出一种金黄色;而黑色素沉积可以是褐色、蓝黑色或黑色的斑片。

(5)边缘:清楚、比较清楚或模糊,整齐或不整齐等。

(6)形状:圆形、椭圆形、不规则形。

(7)表面:光滑、粗糙、扁平、隆起等。

(8)内容:浆液、黏液、脓液、血液等。

(9)排列:散在的皮肤损害,孤立或成群,边界清楚,互相分离(如点滴状银屑病、水痘);线状排列皮损(如线状苔藓)等;环状排列皮肤损害(如环状肉芽肿);"簇集"排列的皮肤损害,水疱、丘疹或结节在皮肤局部彼此排列非常靠近(如单纯疱疹、带状疱疹);其他如螺纹形或平行线性排列的皮肤损害。

(10)毛发和指(趾)甲:毛发粗细与色泽,指(趾)甲形状等。

3. 实验室检查　根据不同疾病进行有关项目的检查。

(1)脱落细胞学检查:伴有水疱形成的疾病都可以用脱落细胞学检查的方法发现棘层松解细胞(天疱疮)或表皮巨细胞(单纯疱疹或带状疱疹)。

(2)活组织检查:任何皮肤肿瘤、可触及的紫癜、持久性的皮炎或水疱,若单从外观形态表现无法确诊,都应做病理活检,以获得组织病理学诊断。

## 四、小儿全身各部位常见的皮肤病

1. 头部　脂溢性皮炎、银屑病、湿疹、头癣、斑秃、毛发病、头虱等。

2. 面部　湿疹、脂溢性皮炎、痤疮、单纯疱疹、脓疱疮、红斑狼疮、接触性皮炎等。

3. 唇　单纯疱疹、药疹、血管性水肿、新生儿剥脱性皮炎等。

4. 舌　糙皮病、维生素 $B_2$ 缺乏病、鹅口疮、地图舌等。

5. 颈部　接触性皮炎、间擦疹、疖肿等。

6. 躯干　新生儿脓疱疮、脱屑性红皮病、新生儿皮下脂肪坏死、荨麻疹、药疹等。

7. 腋窝　间擦疹、疥疮、脂溢性皮炎等。

8. 腹股沟　股癣、湿疹、疥疮等。

9. 会阴部　疥疮、药疹等。

10. 前臂和手　湿疹、疥疮、疣、手足口病等。

11. 下肢和足　湿疹、手足口病、足癣、结节性红斑等。

## 五、小儿皮肤的保健

1. 舒适的环境　小儿居室最好向阳、通风,又能保持适宜的温度;新生儿居室的温度应保持恒定。

2. 适宜的营养　新生儿要注意水和电解质平衡,年长儿更应满足水和电解质、维生素及微量元素的需要。多食新鲜蔬菜和水果，可以改善皮肤及营养。

3. 保持皮肤清洁卫生　养成良好的卫生习惯，勤洗澡、勤换衣被。

4. 增强体质　婴幼儿应经常到户外晒太阳，年长儿积极参加体育锻炼。

5. 局部按摩　经常用手轻轻按摩小儿躯干及四肢的皮肤。

## 六、小儿皮肤病的预防

1. 普及有关小儿皮肤病的防治知识，做到早发现、早诊断及早治疗。

2. 加强对感染性皮肤病患儿的护理，重视患儿及衣物隔离、消毒制度，要控制传染源，切断传播途径。

3. 对于变态反应性皮肤病，应查清过敏原，小儿应避免接触致敏物质，避免食用鱼、虾、蟹等。

4. 要深入细致地进行病因调查，发现病因积极去除。

5. 对于瘙痒性皮肤病，应设法寻找病因，防止患儿搔抓及外用刺激性药物，勿用肥皂及热水洗烫，忌食辛辣刺激性食物。

6. 注意小儿个人卫生，勤洗澡、勤换衣物、勤晒被褥。

7. 提倡优生优育，有些先天性皮肤病目前尚无特效疗法，有家族史的夫妇应做必要的检查和产前诊断，一旦确诊，立即终止妊娠，以防先天性皮肤病患儿出生。

8. 增强营养，加强体育锻炼，可以增强体质，提高免疫功能，防止皮肤病的发生。

## 七、小儿皮肤病的治疗

1. 正确的诊断　只有正确诊断，才能正确治疗，也才能治愈。

2. 避免刺激　小儿皮肤柔软娇嫩，易受损而致病菌侵入，应避免搔抓、热水烫、肥皂洗等。

3. 去除病因　应积极找出病因并去除之，有些皮肤病可以自愈。然而，在皮肤病中，有些病因不明或病因清楚尚无法去除。

4. 整体防治　皮肤病可以有局部损害，全身疾病也可以有局部损害，如维生素 A 缺乏病，只要补充维生素 A，皮肤干燥及夜盲便可治愈。

5. 切忌中毒　小儿皮肤有较强的吸收及渗透能力，特别容易吸收油类药物，外用药物时要注意用药范围、浓度及时间，严格掌握及时减量、及时调换、及时停用，以免引起中毒。

6. 严防过敏　青霉素、链霉素、庆大霉素及磺胺类药等作为内用药及药膏或药水外用时，容易引起变态反应，尤其在以后再次服用时，可能产生严重的过敏性休克，应严防外用。

## 八、小儿皮肤病的护理

1. 患儿居室要保持安静，阳光充足，空气流通，保持适当的温度，保证足够的睡眠。

2. 应避免感染性皮肤病的患儿与健康小儿接触，患儿的衣物和玩具要消毒。

3. 皮损处避免搔抓和任何刺激。

4. 禁用肥皂、热水清洗患处。

5. 患处原先涂抹的药物已干燥硬结时，应先用生理盐水浸泡后再除去。

6. 结痂较厚者可用2%水杨酸花生油外涂，包扎24小时后，即可除去痂皮。

7. 会阴、肛门周围的皮损，可用1∶5000高锰酸钾溶液冲洗或坐浴。

8. 口腔、眼睑、鼻孔周围的皮肤和黏膜损害，可用3%硼酸溶液清洗。

9. 患处周围贴有胶布者，可用汽油或松节油擦洗，再用乙醇揩去。

10. 患处出现大疱者，可用消毒的注射器抽净疱液，尽量保护疱壁完好。脓疱者应剪去疱壁，无感染的小水疱无须剪破，可自行吸收。

11. 皮肤破损处损害面积大或位于口唇、鼻孔、眼周围及黏膜部位，均不宜用乙醇消毒。

12. 乳剂、软膏类，可用棉签涂药，亦可将手洗净后用手涂药。

13. 用药后要密切观察患儿局部和全身不良反应，以便及时对症处理。

14. 可给予高热能、高蛋白、多种维生素饮食。

15. 根据需要测量体温、脉搏，记好出入量。

16. 按时涂药或口服药，不得间断，直至痊愈。

# 第3章　新生儿的皮肤疾病

婴儿在出生后第1个月内出现皮肤损害，家长通常会寻求医学咨询。由于新生儿的许多一过性疾病都具有自限性，无须治疗，因此，我们仅需要了解这些疾病的诊断要点、鉴别诊断和防治。

## 一、新生儿皮肤护理

1. 足月儿皮肤特点

(1)出生时健康足月儿的皮肤在功能上已经成熟，皮肤红润、柔软和光滑。表皮的屏障和角质层完整，可有效地保护婴儿。

(2)有的新生儿皮肤表面有少许胎脂，肩背部有少许胎毛，皮下有饱满的脂肪。

(3)有的新生儿出生后头几天皮肤好像很粗糙，甚至有脱皮，有褶皱的地方还会有皲裂。这是由于新生儿的皮肤长期在羊水中浸泡，出生后干燥，在还没有脱落以前，看上去非常粗糙，但是过几天之后就很光滑了。

2. 足月儿皮肤护理要点

(1)不要过度清洁皮肤，护理的目的是通过水化和润滑表皮，维持婴儿皮肤的柔软和弹性。在此期间，局部护理应包括保湿溶液或霜。

(2)对处于干燥环境中的婴儿,可随时使用保湿剂,而处于较为潮湿环境中的婴儿,则只需要间歇性地使用保湿剂即可。

(3)在保湿性护肤品选择方面,建议尽量避免选择香味浓郁和颜色鲜艳的,由于护肤品导致过敏的首恶就是其中所添加的色素、香精等。

3. 早产儿皮肤特点

(1)早产儿刚出生时皮肤看起来很薄嫩,像凝脂般,透明,颜色红,皮肤发亮,可出现水肿。

(2)皮肤表面胎脂多,胎毛多;皮下脂肪薄,可有较多胎脂,类似奶油蛋糕上的奶油。胎脂看上去黏黏的,是由皮脂腺分泌的皮脂和脱落的表皮细胞形成,具有保护皮肤、防止感染和保暖的作用,出生后逐渐被皮肤吸收。

4. 早产儿皮肤护理要点

(1)早产儿的皮肤护理较为困难和复杂。不仅表皮屏障功能缺乏或有缺陷,皮肤的脆性也显著增加,由于表皮和真皮损伤,婴儿会有显著的皮肤疼痛,日常护理还会加剧疼痛。

(2)胎脂一般不要特意用水洗去或擦去,那样可能会削弱胎脂对皮肤的保护和保暖功能,又很轻易损伤皮肤甚至诱发感染。

(3)如若耳后、腋下或其他皱褶处的胎脂较厚,可在生后6小时后用熬熟并冷却的芝麻油、大豆油等植物油或有专门护理皮肤的宝宝皮肤清洁霜轻轻擦去。

(4)早产儿干燥、剥脱、皲裂的皮肤可用葵花子油或无防腐剂的软膏治疗。

5. 新生儿皮肤护理注意事项

(1)新生儿的皮肤角化层较薄,而且易于脱落,故防御外力的能力较差,只要受到轻微的外力就会损伤。对损伤的皮肤若护理不当,就会引起感染甚至使婴儿死亡。

(2)新生儿的皮肤薄,血管多,具有较强的吸收和通透能力,容易吸收药物,因此不要随便给新生儿使用药膏。必须使用时,应使用无刺激性的药物。洗澡时,应用刺激性小的"婴儿皂",不要使用药皂。

(3)新生儿的皮下脂肪薄,调节体温的能力较差,因而保温非常重要。冬季保温不好,新生儿就容易患硬肿病,这种患儿的死亡率较高。夏季,若保温过度或室内温度过高,容易患脱水热。

(4)新生儿的皮脂腺分泌比较旺盛,皮脂易溢出,因此要经常为新生儿洗头、洗澡。如不经常洗头,就容易在头上形成"乳痂"。若有了"乳痂",一定不要一块块地连头发一起往下揭,以免损伤头皮,造成感染。这时可以用棉球蘸 2%水杨酸花生油(或熟的食用油)每日擦数次,数日后大部分可除去。

(5)新生儿有时在颜面部、躯干出现小水疱样的疹子,这是由于新生儿的汗腺分泌功能亢进,分泌物堆积形成的,多见于夏季。只要经常为新生儿洗澡,保持新生儿皮肤清洁、干燥,不需要治疗,也会自然好转。

## 二、新生儿一过性皮肤病

### (一)粟丘疹

【诊断要点】

1. 粟丘疹为多发的白色、直径 1～2mm 的丘疹。

2. 好发于婴儿前额、面颊和鼻区。口腔内也可发生，称为 Epstein 小节。

3. 约 40％的新生儿有皮肤粟丘疹，其中 60％位于上腭，囊性的球形皮疹在出生后几周内破裂，内容物剥落。

【鉴别诊断】

1. 传染性软疣　是一种获得性的病毒感染，与粟丘疹相似，但通常不发生于新生儿期。

2. 皮脂腺增生　也发生在婴儿鼻区和面颊，但颜色为黄色，而不是白色。

**（二）皮脂腺增生**

【诊断要点】

1. 表现为新生儿鼻区和面颊毛囊皮脂腺开口处的黄色小斑疹或丘疹（直径为 1mm）。

2. 约 50％的婴儿发生，4～6 个月时完全消退。

【鉴别诊断】

粟丘疹与皮脂腺增生相似，但表现为白色和囊性。

**（三）斑纹**

【诊断要点】

1. 温度降低时，发生于新生儿躯干、四肢带状暗红斑。这一现象对温度的微小变化非常敏感。

2. 斑纹在温度升高时消失，如果斑纹持续到 6 个月以后仍不消退，则可能是甲状腺功能减退，或是与骨骼肌或血管异常有关的血管畸形——先天性毛细血管扩张性大理石样皮肤的标志。

3. 本病偶尔可与大面积的真皮黑素细胞增多症并发。

【鉴别诊断】

1. 某些胎记如先天性毛细血管扩张性大理石样皮肤，与斑纹相似，但颜色不会随着温度升高而消失。

2. 网状青斑主要见于胶原血管性疾病如新生儿红斑狼疮，当皮肤变暖时也会持续存在。

**(四)小丑样颜色改变**

【诊断要点】

1. 常发生于低出生体重婴儿。

2. 将婴儿侧放于一边，可见到靠着的一边出现皮肤潮红，并在中线处有明显的分界线，身体的上半部分变得苍白。

3. 这种颜色变化通常在将婴儿置于仰卧位后几秒内消退，但有时也可持续 20 分钟。

【鉴别诊断】

这种颜色改变很少和其他的血管性疾病混淆。

**(五)皮下脂肪坏死**

【诊断要点】

1. 新生儿皮下脂肪表现为面颊、臀区、手臂和大腿的淡红色或紫红色结节，边界清楚，质地坚实。

2. 皮肤损害通常在出生后 2 周内出现，经过几周到几个月后自行消退。偶尔皮肤损害愈合后留有萎缩，形成皮肤凹陷。

3. 高钙血症罕见，伴或不伴易激惹、呕吐、体重减轻和生长发育迟缓。偶尔发生低钙血症，应每周测定血清钙，直到皮肤损害完全消退后 1 个月。

4. 对于有多发性大斑块皮肤损害或肾病的婴儿则时间更长。

【鉴别诊断】

1. 细菌性蜂窝织炎或败血症的皮肤损害在起病初期可与皮下脂肪坏死混淆。

2. 与细菌性感染相比，脂肪坏死的婴儿通常显得健康和精力旺盛。皮下脂肪坏死可累及数个分开的部位，这在蜂窝织炎则非常罕见。

3. 如果做皮肤活检、超声检查、CT 或 MRI 成像可有助于明确诊断。

**（六）硬化症**

【诊断要点】

1. 低体温的早产儿易发生硬化症，表现为弥漫性的皮肤硬化。

2. 皮肤变得紧绷、僵硬、黄色和有光泽。

3. 硬化症可见于患有败血症、低血糖、代谢性酸中毒或其他严重代谢异常的重病新生儿。

4. 体温控制、营养替代、纠正代谢性酸中毒以及反复血浆置换可抑制病情进展。

5. 本病死亡率高。

【鉴别诊断】

皮肤变厚和变硬是硬化症特有的表现，不易与其他疾病混淆。

**（七）吮吸性水疱**

【诊断要点】

1. 吮吸性水疱通常表现为新生儿无炎症的皮肤上单发和完整的椭圆形水疱或糜烂。

2. 发生于前臂、腕部、手指或上唇，在几天内消退。

【鉴别诊断】

1. 若见到吮吸性水疱在红斑的基础上出现时，应考虑到疱疹病毒感染或大疱性脓疱病的可能。

2. 色素失调症为多发性、线状排列的水疱，与单发的吮吸性水疱相反。

3. 大疱性表皮松解症常常表现为出生后多发性水疱。

**(八)中毒性红斑**

【诊断要点】

1. 中毒性红斑表现为直径为 2～3cm 的红色斑疹，中央为直径 1～4mm 的水疱或脓疱。

2. 它们通常在出生后 24～48 小时发生。约 50％的足月儿发生本病，早产儿则较少发生。

3. 皮损见于胸背部、面部和四肢近端，不累及掌跖。

4. 单个皮损在 4～5 天消退，出生后 10 天内，新的皮肤损害可反复发出。有自限性，预后好。

5. 中毒性红斑可能与毛囊皮脂腺开口处的正常菌落有关。最近有研究提出，正常菌落群可通过毛细血管，新生儿早期接触微生物对免疫系统的成熟很重要。

【鉴别诊断】

1. 应与新生儿脓疱疮相鉴别，后者可在面部、躯干或四肢出现大疱，疱液先清后浊，易破，出现糜烂面。全身症状重，高热。

2. 红痱易与中毒性红斑混淆。红痱周围的红斑宽度小(仅 1～2mm)，而中毒性红斑为 20～30mm，中央的水疱或脓疱与单纯疱疹或细菌性毛囊炎的皮肤损害相似。

【防治】

1. 去除病因。

2. 局部外撒扑粉或外涂炉甘石洗剂，有脓疱破溃者，可涂抗生素软膏。

**(九)新生儿一过性脓疱性黑变病**

【诊断要点】

1. 新生儿一过性脓疱性黑变病的皮肤损害表现为出生时水疱、脓疱或有领口样脱屑的破裂水疱或脓疱，许多皮肤损害有基底，但周围没有红斑。

2. 色素沉着斑往往在出生时就有，或在消退的脓疱或水疱部位形成。水疱或脓疱通常在出生 5 天后消失，而色素沉着斑要到 3 周至 3 个月以后才消退。

3. 本病好发于黑种人婴儿，可发生在掌跖部位。

【鉴别诊断】

中毒性红斑或新生儿一过性脓疱性黑变病的脓疱革兰染色阴性。中毒性红斑的脓疱 Wright 染色显示嗜酸性粒细胞占优势，而新生儿一过性脓疱性黑变病的脓疱涂片则显示为中性粒细胞。

**(十)新生儿脓疱疮**

【诊断要点】

1. 多于出生后 4～10 日发病，患痱子、虫咬、湿疹时更容易发生。脓疱为黄色，散在分布，直径 1～9mm，往往在红斑基础上发生。

2. 好发于面部、躯干和四肢，突然发生大疱，大小不等，疱液初起淡黄色，1～2 天后成为脓疱。

3. 疱周围无红晕，疱壁薄易破，露出鲜红色糜烂面及黄

痂，痂皮脱落后不留痕迹。

4. 新生儿皮肤上出现脓疱，并伴有败血症的其他症状和体征，或胎膜破裂延长，则要怀疑细菌性败血症的可能性。

【鉴别诊断】

1. 中毒性红斑偶尔可出现脓疱，尤其是皮肤损害广泛时。

2. 新生儿一过性脓疱性黑变病与中毒性红斑相似，以出生时出现脓疱为特征。

3. 单纯疱疹皮肤感染可以有脓疱，但通常以成簇的水疱为特征。

4. 新生儿痤疮通常不在出生后 14 天内发生，发展到脓疱期需要几周的时间。

5. 念珠菌病，尤其是发生在尿布区域或其他糜烂部位，可以有脓疱，特征性地表现为在念珠菌病皮肤损害融合部位边缘的不远处呈卫星状分布的脓疱。

6. 先天性念珠菌病在子宫内获得，可有脓疱，表现为出生时散在分布的脓疱，以后形成弥漫性湿疹样损害。

7. 婴儿肢端脓疱病在出生或新生儿期发生，表现为局限于四肢远端、散在分布的脓疱，以掌跖部位为重。

8. 黑头粉刺痣是一种胎痣，由扩张的毛囊开口构成，开口处可形成脓疱，甚至部位更深的脓肿，但在新生儿期不常见。

9. 银屑病很少在新生儿期发生，但可以表现为皮肤损害广泛和出现脓疱。

## 三、新生儿痤疮

【诊断要点】

1. 新生儿痤疮很少在出生时发生，但可以在出生后 2～

4 周发生。

2. 表现为多个散在分布的丘疹，皮肤损害好发于面部、胸背部和腹股沟，几周后，丘疹演变成脓疱，新生儿痤疮可以持续到 8 个月。

3. 有学者指出，发生泛发性新生儿痤疮的婴儿在青春期可能会发生严重的痤疮。

【鉴别诊断】

1. 新生儿痤疮的鉴别诊断与新生儿脓疱相同。

2. 新生儿头部脓疱病与马拉色菌有关，表现为脓疱而没有粉刺。

【防治】

新生儿痤疮通常可以自愈，无须治疗。如果受累严重，局部使用 2.5％过氧化苯甲酰凝胶。

## 四、婴儿肢端脓疱病

【诊断要点】

1. 婴儿肢端脓疱病表现为掌跖部位的水疱或脓疱。

2. 皮肤损害可在出生时或直到 3 岁时才发生。

3. 成批的红色丘疹反复发生，并很快转变为伴有瘙痒的脓疱。

4. 新生儿或婴儿的瘙痒表现为易激惹、烦躁，搔抓动作不协调。

5. 脓疱消退后留有鳞屑，最后受累部位的皮肤可有苔藓样变，皮肤损害可反复发生至 2～3 岁。

【鉴别诊断】

1. 疥疮引起的皮肤损害与婴儿肢端脓疱病十分相似。

应刮检所有患儿受累部位的皮肤，以寻找疥虫，排除疥疮。若家庭成员有瘙痒史，则强烈提示疥疮的可能性，如果婴儿未发现疥虫，则应刮检家庭成员。

2. 出汗不良性湿疹通常发生于年龄较大的儿童和成年人，表现为较小的水疱。

【防治】

1. 外用中效类固醇可减轻瘙痒的强度。

2. 有时也可口服抗组胺类药，皮肤损害可持续反复至2～3 岁。

3. 由于本病具有长期性的特征，因此反复鉴别和排除疥疮十分重要。

4. 应每 3 个月监测瘙痒的长期治疗情况。

## 五、新生儿念珠菌病

【诊断要点】

1. 在新生儿，白念珠菌可在出生前获得，称为先天感染；或者在出生过程中获得，称为新生儿感染。

2. 发生先天性皮肤念珠菌病的婴儿出生时有脱屑性皮肤损害、红色丘疹和脓疱。在早产儿中，念珠菌侵入毛囊结构可表现为浅黄色斑块。

3. 感染新生儿念珠菌病的婴儿在出生后几天或几周内出现皮肤损害，表现为弥漫的鳞屑性皮炎或擦烂部位典型的卫星状分布的脓疱。

【鉴别诊断】

1. 中毒性红斑、粟丘疹、新生儿一过性脓疱性黑变病和疱疹病毒感染都可以在新生儿中引起水疱和脓疱。

2. 低出生体重儿可发生系统性念珠菌病。

【防治】

1. 对仅有皮肤损害的婴儿，外用抗真菌药如制霉菌素、咪康唑或酮康唑有效。

2. 对于发生系统性感染的低出生体重儿，则需要使用强效的静脉用抗真菌药治疗。

## 六、新生儿单纯疱疹

【诊断要点】

1. 患有会阴部疱疹的产妇所生的新生儿被单纯疱疹病毒感染。

2. 水疱可以在出生时马上出现，但更多则是在出生后6～12 天、迟至 4 周发病。

3. 身体任何部位都可受累，但头皮、口腔和臀部的水疱尤其常见。

4. 表现为在红斑基础上出现成簇的水疱，黏膜受累常见。大部分新生儿单纯疱疹感染为 2 型。

5. 可伴有发热、呼吸困难、惊厥等表现。本型凶险，预后不良。

【鉴别诊断】

需与新生儿其他的水疱型疾病，如先天性水痘、大疱性脓疱病和色素性失调症相鉴别。

【防治】

1. 大剂量阿昔洛韦静脉滴注为首选治疗。

2. 对于感染的婴儿，早诊断和早治疗可带来较好的预后。

3. 剖宫产可有效防止新生儿单纯疱疹病毒感染。

4. 单纯疱疹病毒通常与产道内母体的感染有关。接近足月时防止生殖器 HSV-1 和 HSV-2 的感染将是今后治疗的方向。

5. 与母体为复发性生殖器疱疹的婴儿相比，母亲为原发性生殖器疱疹感染的婴儿更易发生新生儿单纯疱疹。

6. 监测电极可导致皮肤破损，从而让病毒侵入，诱发单纯疱疹病毒皮肤损害。

## 七、新生儿疱疹性口炎

新生儿疱疹性口炎是由于其母亲患有外生殖器疱疹，通过产道儿感染。

【诊断要点】

1. 无季节性，可引起流行。

2. 多于生后 3～10 天发病。

3. 突然高热(38～40℃)起病。

4. 1～2 天后口腔黏膜充血，齿龈红肿，舌、唇内、上腭、颊黏膜出现散在或成簇的小水疱，周围有红晕。

5. 水疱迅速破溃，形成溃疡，表面附有白膜，疼痛，拒食。

6. 口角、唇周皮肤也出现水疱。

7. 3～5 天后体温恢复正常，溃疡愈合。

8. 重症可伴有心、肝、肺、脑等损害。

9. 本病为自限性疾病。

【防治】

1. 维持水和电解质平衡，勤喂水。

2. 保持口腔清洁。

3. 局部治疗。

(1)涂金霉素甘油或碘苷(疱疹净)。

(2)疼痛者,涂以普鲁卡因或丁卡因。

(3)溃疡处用冰硼散、青黛散、锡类散。

4. 全身感染病毒时,可静脉应用阿糖胞苷。

5. 新生儿疱疹性口炎,一般不需要应用抗生素治疗,因其易引起严重的不良反应。

## 八、新生儿溃疡性口炎

新生儿溃疡性口炎常因身体抵抗力降低,口腔不洁,由多种细菌感染而引起。

【诊断要点】

1. 多发生于新生儿期。

2. 常于全身感染后发病。

3. 黏膜受损见于舌、唇内及颊黏膜等处。

4. 早期表现为口腔黏膜充血及水肿。

5. 1～2 天后口腔黏膜出现大小不等、边界清楚的溃疡,溃疡边缘规则,可融合成片。

6. 溃疡表面有假膜形成,剥离后可见出血性糜烂面,假膜又迅速形成。

7. 溃疡局部疼痛,流涎,拒乳,哭叫不安。可伴高热、惊厥、外周血白细胞计数增高。

8. 发热持续数日至 1 周,溃疡渐趋愈合。

【防治】

1. 积极治疗原发疾病。

2. 补充B族维生素及维生素C，补充营养和液体。

3. 必要时输血或血浆。

4. 用依沙吖啶溶液清洗口腔。

5. 局部涂2.5％金霉素鱼肝油、冰硼散、锡类散等。

6. 给予抗生素控制感染。

## 九、先天性水痘

【诊断要点】

1. 先天性水痘相当少见，但与新生儿单纯疱疹感染相似，先天性水痘综合征的不同之处在于它与妊娠前20周内发生的宫内感染有关，可导致皮肤、骨骼肌和神经损伤。

2. 先天性水痘则与母体分娩前2～3周感染水痘有关。

3. 皮肤损害表现为成批出现的斑疹和丘疹，随后发展成水疱和结痂。

4. 发病日龄为出生后10天内，在5～10天发生皮肤损害的婴儿中曾有死亡的报道。

5. 母体水痘病史和新生儿有水痘样皮肤损害最有助于做出诊断。

6. 水痘也可发生在出生后，导致严重感染，尤其是早产儿。

【鉴别诊断】

在诊断先天性水疱时，单纯疱疹病毒感染和大疱性脓疱病是最重要的两个鉴别诊断。水疱的病毒鉴定培养需要7～14天。

【防治】

1. 母体的水痘带状疱疹病毒感染导致病毒播散至新生儿，母体的感染可无临床表现。

2. 如果母体感染发生在分娩前5天到分娩后2天，应立即给予婴儿水痘带状疱疹免疫球蛋白治疗。

3. 感染的婴儿需静脉应用阿昔洛韦治疗。

4. 对于早产儿和足月儿，产后接触水痘带状疱疹病毒时，可给予水痘带状疱疹免疫球蛋白被动免疫治疗。

## 十、先天性风疹（先天性风疹综合征）

先天性风疹是孕妇在妊娠早期感染风疹病毒，风疹病毒通过胎盘感染胎儿所致。

【诊断要点】

1. 新生儿可能为未成熟儿。

2. 出生时全身即出现紫红色大小不等的散在紫癜、瘀斑。常伴有肝、脾大，溶血性贫血。

3. 出生后第1个月内即可出现心力衰竭。

4. 耳聋，可为一侧或两侧。

5. 眼部病变，出生时即有程度不同的白内障、小眼球及青光眼。

6. 发育障碍，其表现出智力、行为和运动方面均有障碍。

【防治】

1. 孕妇，尤其是妊娠早期3个月内，应避免与风疹患者接触。

2. 妊娠妇女确有与风疹患者接触史，且血清中风疹病毒IgM抗体阳性者，应终止妊娠或接受预防注射。

3. 先天性风疹目前尚无特效的治疗，主要是对症处理。

【注意事项】

先天性风疹患儿几乎所有的器官都可能出现暂时性、进

行性或永久性的病变,病死率较高。

## 十一、新生儿葡萄球菌烫伤样皮肤综合征(Ritter 病)

【诊断要点】

1. 年龄 2～30 天的婴儿可突然发生广泛性红斑,24 小时内出现大疱,随后在 48 小时内出现大片的皮肤剥脱。

2. 皮损好发于头部、颈部、臀部、腹股沟、腋窝和腹部的脐周部位。

【鉴别诊断】

鉴别诊断包括中毒性休克综合征和中毒性表皮松解症。但是,这些疾病很少发生于新生儿期。

【防治】

1. 必须隔离感染的新生儿,以防止婴儿室内发生流行。

2. 全身应用抗葡萄球菌抗生素,并补充水、电解质,治疗非常类似于烧伤。

3. 局部给予润滑剂可减少疼痛和相关的不适。

## 十二、新生儿乳房脓肿

【诊断要点】

1. 新生儿出现一个乳房的肿胀、红斑和波动感,可能提示乳房脓肿。

2. 发病通常始于出生后 5～20 天,可出现发热,但是婴儿通常没有症状。

【鉴别诊断】

由新生儿青春期缩影引起的乳腺增生可表现为一个乳

房不对称性增大，无红斑。

【防治】

通常须给予适当的系统性抗葡萄球药物治疗。

## 十三、新生儿脐炎

【诊断要点】

1. 脐区发红和硬结是脐炎的特征表现。

2. 脐区发红往往不是很局限，而是弥漫地扩散至脐区以外。

【鉴别诊断】

脐部应用不同的抑菌药治疗引起的刺激性皮炎，有时与脐炎表现相似。

【防治】

1. 新生儿期，脐带预防性使用抑菌药并不能减少配备有高通风口的婴儿室内发生感染的可能性。

2. 采用氯己定护理脐带降低了发展中国家脐炎的发生率和新生儿的死亡率。

3. 脐带切断面的细菌感染是造成脐炎的常见原因，主要是由金黄色葡萄球菌引起，若不治疗，可发展成细菌性败血症。

4. 如果发生感染，抗葡萄球菌抗生素的系统性给药是首选治疗。

## 十四、新生儿胎头水肿和头颅血肿

【诊断要点】

1. 胎头水肿是头先露出部位的皮下水肿。

2. 头颅血肿是血液在骨膜下的聚积。

3. 头皮的水肿或血肿表现为深部肿胀,伴或不伴紫癜。

4. 水肿主要发生于头位分娩,尤其是产程延长时,7～10天可自行消退。

5. 如果紫癜泛发,可引起高胆红素血症。

6. 头颅血肿继发细菌感染罕见,可导致蜂窝织炎。

【鉴别诊断】

胎头水肿触感柔软,缺乏界限清楚的轮廓。头颅血肿以颅骨的骨缝线为界,并且常有波动感。两种损害都与蜂窝织炎或细菌性脓肿相似。细菌培养有助于鉴别诊断。

【防治】

两种损伤都是产程中作用于头部皮肤和颅骨的剪切力引起的。

## 十五、新生儿瘀点和紫癜

【诊断要点】

1. 瘀点和紫癜可以是先天性感染的主要表现,尤其当新生儿小于胎龄和伴有肝、脾大时。

2. 这些感染的缩写为TORCH[弓形体病、其他(梅毒)、风疹、巨细胞病毒和先天性单纯疱疹病毒感染]综合征。

3. 瘀点和紫癜是这组先天性感染最常见的皮肤症状,是诊断的重要线索。

4. 发生先天性感染的新生儿也可表现出其他特征,如小眼畸形、先天性心脏缺陷、白内障和精神运动迟缓。

【鉴别诊断】

1. 引起新生儿瘀点和紫癜的其他原因包括外伤,头面部的瘀点常见于头位难产或剖宫产时。

2. 母体产生的自身抗体，如特发性血小板减少性紫癜或系统性红斑狼疮，引起的新生儿血小板也可导致出生后几小时内发生新生儿瘀点。

3. 由于维生素 K 缺乏引起的低凝血酶原血症可导致出生 2～3 天后的新生儿发生紫癜。

4. C 反应蛋白缺乏可引起新生儿严重紫癜。

5. 新生儿瘀点和紫癜在血友病中不常见，但是包皮环切部位出血可能是新生儿期血友病的最初表现。

6. 继发于血小板功能障碍的新生儿紫癜可见于遗传性假血友病或 Wiskott-Aldrich 综合征。

## 十六、新生儿皮脂溢出性皮炎

新生儿皮脂溢出性皮炎是一种病因尚不明了的特殊部位的自限性皮肤疾病。

【诊断要点】

1. 多发于新生儿期，无全身症状。

2. 好发于头顶、额缘、眉毛、耳后、鼻翼凹及其他皱褶部位。

3. 皮肤表现为边缘清楚的红色斑疹，向外逐渐扩展，呈不规则形，表面覆有灰黄色或黄棕色油腻性鳞屑。

4. 本病预后多良好，3～4 周痊愈。

5. 病程中易继发湿疹或细菌、真菌感染。

6. 少数患儿可发展为脱屑性红皮病。

【防治】

1. 宜用豆浆或不加糖去脂牛乳代替母乳。

2. 局部治疗，参见第 13 章之“脂溢性皮炎”一节。

3. 有继发感染者可用依沙吖啶、氧化锌软膏或糊膏。

## 十七、新生儿硬肿病

新生儿硬肿病是由于寒冷引起的一组综合征。

【诊断要点】

1. 多发于寒冷季节出生或出生 1 周内的早产儿。窒息、产伤、感染及喂养不足者更易发生。

2. 患儿不吃、不哭，体温偏低，多在 35℃以下。

3. 多见面部、下肢、臀部，甚至全身出现皮肤发硬及水肿。

4. 早期颜面、四肢皮肤潮红，后期皮肤苍白或发绀，或蜡黄。关节活动受限，全身呈僵硬状，皮肤不能捏起，触之光滑。

5. 重症者出现低血压、心音低、少尿、无尿、酸中毒及呼吸困难。

6. 易伴发肺、消化道出血而死亡。

【鉴别诊断】

应与皮下脂肪坏死、新生儿水肿及皮下坏疽相鉴别，见表 3-1。

**表 3-1　新生儿硬肿病鉴别诊断**

| | 新生儿硬肿病 | 皮下脂肪坏死 | 新生儿水肿 | 皮下坏疽 |
|---|---|---|---|---|
| 病因 | 寒冷 | 创伤 | 体液过多 | 细菌感染 |
| 发病时间 | 出生即可出现 | 生后 1～2 周 | 时间不定 | 生后 1～15 天 |
| 皮肤表现 | 非凹陷性水肿，很快波及全身 | 皮损发硬，境界清楚 | 凹陷性水肿，下肢明显 | 多见于背部、臀部、骶部，有漂浮感 |

（续　表）

| | 新生儿硬肿病 | 皮下脂肪坏死 | 新生儿水肿 | 皮下坏疽 |
|---|---|---|---|---|
| 全身表现 | 皮肤肌肉僵硬，少吃，不动、不哭，体温不升 | 全身情况良好 | 原发病表现，尿少、心力衰竭 | 发热、哭、闹、拒食、昏迷 |
| 预后 | 重症预后不良 | 良好 | 重症预后不良 | 治疗及时，预后尚好 |

【防治】

1. 加强孕妇的产前检查，积极治疗和预防妊娠合并症，防止早产、产伤等。

2. 冬季做好保暖，保证供给足够的热能和水分。

3. 预防感染、出血、窒息等。

4. 复温时温度要逐渐增高，用温暖的衣被包裹，在 25℃ 的室温下使体温自然恢复。

5. 注意喂养，供给足够的热能。

6. 预防感染，可给予抗生素。

7. 对症治疗，止血、抗休克、补液、强心及利尿等。根据病情酌情使用药物。

【注意事项】

1. 本病预后不良，病死率高。

2. 加强早期诊断、早期治疗，可降低病死率。

## 十八、新生儿冻伤

新生儿冻伤是由于新生儿受冷后引起的皮肤病。

【诊断要点】

1. 本病易发生于早产儿或体弱儿。

2. 受冷后初期表现为嗜睡、拒乳、体温不升。

3. 生后2～3天于足背、大腿、上肢、眼睑出现水肿，患儿不愿活动。

4. 两颊、手、足皮肤潮红，四肢末端皮肤苍白。

5. 按压四肢，凹陷恢复较慢。

6. 轻者数日内可痊愈，冻伤广泛者预后不良，多在数日后死亡。

【防治】

1. 避免新生儿，尤其是早产儿或体弱儿受冷，注意保暖，细心护理。

2. 及时纠正水和电解质紊乱，给予足够的热能和维生素。

3. 可给予糖皮质激素。

4. 可用抗生素预防感染。

# 第4章　细菌性皮肤病

细菌通常定植在皮肤表面，偶尔侵入表皮屏障并在皮肤内增殖。健康儿童皮肤上的大量微生物是非致病性的。在儿童皮肤上发现的两大主要病原体是金黄色葡萄球菌和溶血性链球菌。

## 一、脓疱疮

脓疱疮（黄水疮）是小儿科常见的一种感染性皮肤病，由凝固酶阳性的金黄色葡萄球菌，其次是溶血性链球菌或两者混合感染引起的急性化脓性皮肤病。具有接触传染的特性。

### （一）寻常型脓疱疮

【诊断要点】

1. 接触传染性强，易在托儿所、幼儿园中流行。

2. 脓疱疮好发于面部（口周、耳孔、耳郭）、头皮和四肢，严重者可波及全身。

3. 初发为红斑及水疱，迅速变为脓疱，粟粒或黄豆大小，疱壁薄，周围有红晕。疱破裂后露出糜烂面，干燥后结成蜜黄色或灰黄色厚痂（彩图1）。

4. 可向周围蔓延，亦可融合成片。有的中央部好转，边缘部形成环状或连环状，往往大如指盖或更大，称为环状脓

疱病(彩图 2)。自觉瘙痒。

5. 重者可发热,体温高达 39～40℃,可伴有淋巴结炎或淋巴管炎。极少数严重者可并发败血症或急性肾炎,主要见于新生儿及体弱儿童,可导致死亡。

6. 新生儿皮肤薄嫩,局部抵抗力差,分泌功能尚未充分发育,免疫力低下(IgG 水平低于正常),神经功能也不健全,感染后易泛发全身,并造成本病在新生儿室的流行。

【鉴别诊断】

1. *水痘*　全身症状明显,基本损害为疏散而对称分布于躯干的绿豆大小的发亮水疱,各期损害同时存在,周围绕以较大红晕,常侵及黏膜,好发于冬、春季。

2. *疱疹性湿疹*　呈弥漫性潮红,境界不清楚,皮疹呈多形性,无一定好发部位,与年龄和季节无关。

3. *亚急性皮炎*　如钱币状湿疹、单纯性疱疹病毒感染和皮肤真菌感染引起的脓癣,可表现为潮湿的痂皮,类似于脓疱疮。钱币状湿疹有几十个对称分布的皮肤损害,与少量非对称皮肤损害的脓疱疮形成对照。钱币状湿疹的边缘常呈苔藓样变。单纯疱疹通常是集簇性皮肤损害,即使结痂也显示其下成簇丘疹或水疱。

【防治】

1. 加强小儿个人卫生,保持皮肤清洁、干燥,勤剪指甲,勤洗手,勤洗澡,勤换衣服。

2. 保护皮肤的完整,即使皮肤有极细小的破损,也应及时涂些红药水或甲紫,以防感染。如有湿疹、痒疹、痱子、虫咬皮炎等瘙痒性皮肤病,应早期积极治疗,切忌搔抓。在夏天,痱子常是本病的前奏。因此,防治痱子对预防本病有重要意义。

3. 严格执行隔离、消毒制度，婴儿室、托儿所、幼儿园中发现脓疱疮患儿，应立即隔离。患儿的衣被、玩具、用具等应及时清洗、消毒，以防接触传染。儿童应在回到学校或日间照护至少24小时前可用抗生素治疗，应非常重视这些感染的高度传染性，如果可行，接触者应接受检查。

4. 局部疗法以杀菌、抗炎、收敛、干燥为原则。

(1)脓疱完整时，可外涂5%硫黄炉甘石洗剂和1%樟脑，每日搽多次。其中樟脑止痒，可使患儿停止搔抓从而避免本病的进展；硫黄具有杀菌作用，而患处及其周围厚搽之制剂干燥后形成粉剂。不但发挥了保护作用，亦不利于球菌传播。洗剂的干燥作用很强，脓疱一般于3～5天干燥、脱落，故对早期患儿治疗效果比较满意。

(2)脓疱较大时，用消毒注射器抽净脓液或用消毒针刺破疱壁，用干净棉球吸干脓液；再外涂上述药物，每日多次。

(3)脓疱已破溃时，用0.1%乳酸依沙吖啶溶液或0.5%新霉素溶液，或1∶10 000～1∶5000高锰酸钾溶液湿敷或清洗；脓疱如已结痂，应用上述溶液清洁创面，清除痂皮(黏着较紧的，不要勉强剥离)，然后再外涂0.5%新霉素软膏或莫匹罗星软膏；如创面渗液较多，可用新霉素煤焦油糊剂外搽。

(4)新生儿脓疱疮，可采用暴露干燥疗法。

(5)深脓疱疮患儿，可先除去痂皮，再涂上述抗生素软膏。

5. 全身疗法

(1)全身应用抗生素，根除金黄色葡萄球菌和溶血性链球菌。两种病原体都可使用双氯西林，每天15～50mg/kg；

头孢氨苄，每天 40～50mg/kg；氯唑西林，每天 50～100/kg；口服，共 10 天。红霉素，每天 40mg/kg，口服，共 10 天，是另一种替代治疗。重症患儿最好做脓液培养及药敏试验，以选择最有效的抗生素。

(2)加强支持疗法，输血或血浆，或肌内注射丙种球蛋白。新生儿脓疱病应按严重感染处理。

(3)儿童患者，可服用清热解毒中药。

6. 积极治疗并发症，如急性肾炎、败血症等。

**(二)深脓疱疮**

深脓疱疮又称臁疮，是一种皮肤化脓性感染。由致病性金黄色葡萄球菌或 A 族链球菌侵入表皮及以下，导致全层皮肤受累。两大病原菌在皮肤表面的定植通常发生在出现临床症状的前几天到 1 个月。皮肤的基本损害为水疱或被黏着性痂所覆盖的溃疡。

【诊断要点】

1. 多见于卫生条件差、营养不良的儿童。也可继发于虫咬皮炎、疥疮、轻微外伤、瘙痒性皮肤病，偶可继发于水痘、带状疱疹及牛痘等病毒感染后。

2. 主要发生于小腿下部、臀部，亦可累及腰部。

3. 初起为炎性水疱，迅速转化为脓疱，并逐渐扩大向深部发展，中心坏死，表面有黑色结痂，痂脱落后形成深溃疡，直接压迫痂皮导致脓液从痂皮下流出。自觉疼痛或烧灼感。

4. 可伴有淋巴结炎及淋巴管炎。

【防治】

1. 增强体质，改善营养及卫生状况，治疗各种诱发本病的慢性及瘙痒性皮肤病，可预防本病。

2. 全身应用抗生素，根除金黄色葡萄球菌和A族链球菌。两种病原体都可使用双氯西林，每天15～50mg/kg；头孢氨苄，每天40～50mg/kg；氯唑西林，每天50～100/kg；口服，共10天。可内服鱼肝油、维生素$B_1$、维生素C等。

3. 局部可用4%硼酸溶液热敷或1∶5000的热高锰酸钾溶液浸泡后去痂，再外用抗生素软膏。

## 二、毛囊炎

毛囊炎、疖肿和痈是一组累及毛囊及其周围组织的细菌感染性皮肤病。临床上毛囊感染的表现随着细菌侵入深度而不同，毛囊口感染（浅表性毛囊炎）表现为直径1～2mm的小脓疱，毛囊炎可伴发脓疱疮。皮肤阻塞或长时间浸没在细菌污染的水中也易形成毛囊炎。

【诊断要点】

1. 由金黄色葡萄球菌引起的红色毛囊丘疹，迅速变成小疱并化脓，周围有红晕（彩图3），散在分布，有痛痒感。

2. 脓疱破溃后或拔出毛发后，可排出少量脓液而无脓栓。

3. 好发于头皮、颈部、背部、臀部及外阴。

4. 可反复发作，多有全身症状，如发热、头痛等。

5. 5～7天后可吸收。

【鉴别诊断】

1. 皮肤因接触煤焦油或其他复合物引起的痤疮脓疱和化学性毛囊炎可与浅表性毛囊炎相似。

2. 动物癣菌或白色念珠菌感染引起的皮肤癣菌感染将出现毛囊性脓疱。

【防治】

1. 注意皮肤清洁卫生，防止外伤。

2. 积极治疗瘙痒性皮肤病。

3. 浅表性毛囊炎可用外用抗生素治疗，每天 2 次，共 10～14 天，并且卫生情况良好。局部可搽 2%碘酊、莫匹罗星软膏、0.5%新霉素软膏等。

4. 早期可用热敷或 10%鱼石脂软膏。

5. 已化脓者，应切开排脓引流，且忌挤捏或早期切开。

6. 顽固性反复发作的毛囊炎，可注射自身菌苗或多价葡萄球菌菌苗。

7. 物理疗法，可酌情选用紫外线、超短波、透热疗法等。

8. 全身疗法。一些严重的病例，可能需要系统性抗葡萄球菌抗生素，如双氯西林，每天 15～50mg/kg，口服；或头孢氨苄，每天 40～50mg/kg，口服。共 7～10 天。

## 三、疖与疖病

疖病（深在性毛囊炎）表现为触痛性红色结节。数个相邻区域的疖融合成一个触痛的红色肿块，几天后变软而有波动性。其他家庭成员可被累及。

【诊断要点】

1. 由金黄色葡萄球菌引起的深层毛囊炎和毛囊周围炎。

2. 好发于头面部、颈部和臀部。

3. 初起为圆锥形，位于毛囊性炎性丘疹或小结节。局部有红、肿、热、痛，以后结节顶端化脓，呈黄色，愈后有瘢痕。有时感染扩散，可引起淋巴管炎、淋巴结炎。

4. 小的疖，一般无全身症状，短期内可愈合，鼻、上唇及周围（称“危险三角区”）的疖，加重或被挤碰时，病菌可经内眦静脉、眼静脉进入颅内，引起颅内化脓性感染，可有畏寒、发热、头痛、呕吐、意识丧失甚至死亡等。

5. 疖多为单发，若数目较多且反复发生、经久不愈，称为疖病，此与糖尿病、贫血、湿疹、毛囊炎、免疫力低下、营养不良、中性粒细胞功能障碍等有关。

6. 菌血症可能以不能预知的方式因疖或脓疱而发生，尤其在损害处理之后。

【鉴别诊断】

1. 水痘　皮疹呈向心性分布，好发于躯干，可同时见到丘疹、水疱及结痂等不同时期的皮损。

2. 新生儿剥脱性皮炎　多发生于新生儿，全身布满红色红斑，其上出现松弛性大疱，呈烫伤状。

【防治】

1. 一般疗法：保持皮肤清洁卫生，彻底治疗瘙痒性皮肤病及全身慢性病。

2. 全身疗法：选用磺胺类药或抗生素，如青霉素、苯唑西林、氨苄西林、头孢氨苄等，对青霉素过敏者，可给予红霉素或林可霉素。

3. 重症新生儿脓疱疮：除给予大剂量敏感性高的抗生素外，应给予血浆或全血等加强支持治疗。

4. 顽固性反复发作的毛囊炎及疖病。可注射自身菌苗或多价葡萄球菌菌苗。

5. 局部疗法。

（1）脓疱未破时可外涂5％硫黄、1％樟脑炉甘石洗剂。

(2)脓疱较大时用消毒针刺破脓疱，吸干脓液后外涂0.5％新霉素软膏。

(3)脓疱已破溃时用0.5％新霉素液清洗。

(4)结痂时宜清除痂皮，再外涂莫匹罗星乳膏。

(5)已化脓时，应切开排脓引流，且忌挤捏和早期切开。

6. 对于慢性复发性疖病，需注意鼻部和皮肤链球菌的携带。1％莫匹罗星软膏，建议用量的一半涂至每个鼻孔，每日1次，共用5天。

7. 如果个人卫生差，可能必须要利福平和甲氧苄啶-磺胺甲噁唑长期抗生素治疗。

8. 凡患有皮肤病的患儿亲属，均不能与新生儿接触，并隔离患儿。

9. 患儿的衣物、用具等均应清洗、消毒，以防接触传染，并对居室进行消毒、通风。

10. 物理疗法：毛囊炎、疖和疖病早期可选用紫外线、超声波、透热疗法及音频电疗等。

【注意事项】

新生儿脓疱疮可因合并肺炎、败血症而致死。

## 四、痱　疖

痱疖又称假性疖肿，中医称热疖，俗称“痱毒”。是由金黄色葡萄球菌感染后进入汗腺体而化脓形成痱疖。

【诊断要点】

1. 多发于气温高、湿度大的夏季，秋、冬季可自行减轻。

2. 皮损多见于头部、颈部。

3. 痱疖多与红痱同时存在，境界清楚。

4. 有豌豆至栗子大的结节，数目多，圆顶，紫色，无毛发贯穿。

5. 迅速化脓，破溃后排出黄绿色稠脓，结痂而愈，可伴有发热、淋巴结炎、败血症等。

【防治】

注意局部清洁，室内通风。

## 五、蜂窝织炎

蜂窝织炎是由金黄色葡萄球菌和溶血性链球菌引起的皮下组织急性化脓性炎症。

【诊断要点】

1. 可发生于任何年龄、任何部位，以颈部、面部、背部、腹壁及四肢多见。

2. 早期有弥漫性浸润性损害，局部出现红、肿、热、痛及压痛，境界不清，可有波动感。

3. 重者表面有水疱，软化、破溃后形成溃疡或有波动痛。

4. 婴儿指尖的蜂窝织炎成为大疱性指炎，可累及多个手指。

5. 婴儿直肠周围的蜂窝织炎以直肠周围触痛性红斑及排便时疼痛为特征，可见到肛周皮肤的浅表性糜烂，损害可扩展至肛周之外，进而累及阴道周围的皮肤。肛周蜂窝织炎的婴儿及初学走路的孩子常以便秘为表现。婴儿肛周蜂窝织炎实质上几乎都是由链球菌引起的。

6. 大关节（如肘关节、肩关节、膝关节）的蜂窝织炎可见于婴儿及初学走路的孩子，尤其是蔓延至关节腔及骨的蜂窝

织炎常可见于婴儿关节。3 个月到 3 岁的儿童面颊部或关节的蜂窝织炎主要由流感嗜血杆菌引起，而较大儿童的蜂窝织炎可能由链球菌或葡萄球菌导致。

7. 眶周的蜂窝织炎要特别注意，因为其可能蔓延至脑部。

8. 可有高热、寒战、食欲缺乏、昏迷。

9. 常伴发急性淋巴管炎和淋巴结炎。

10. 外周血白细胞总数及中性粒细胞增高。

【鉴别诊断】

1. 未被认定骨折处红肿可能与蜂窝织炎相似，但它们并无皮温升高。

2. 压力性红斑、巨大荨麻疹、接触性皮炎在早期可能很难与蜂窝织炎区分，但它们不产生触痛。

3. 婴儿面颊部脂肪的急性寒冷性损伤（冷性脂膜炎）可与面部蜂窝织炎相似。

4. 疱疹性瘭疽可与水疱性远端指炎相似。

5. 尿布皮炎或疼痛性肛裂可与肛周蜂窝织炎相似。

6. 丹毒先出现全身症状，好发于小腿及面部，境界清楚，不化脓，水肿轻。

【防治】

1. 积极治疗外伤，防止感染。

2. 彻底治愈婴幼儿湿疹等皮肤病。

3. 对于急性发病或眶周蜂窝织炎的患儿应考虑住院治疗，静脉滴注青霉素，每天 200 万 U。必须早期静脉滴入足量有效的抗生素。如果怀疑链球菌感染，可系统性给予青霉素或苄星青霉素 6 万～12 万 U，肌内注射；或口服青霉素

V，每天 30～60mg/kg，共 10 天。如果怀疑葡萄球菌蜂窝织炎，建议口服双氯西林，每天 50～100mg/kg。若为耐甲氧西林金黄色葡萄球菌感染，则需要克林霉素、甲氧苄啶-磺胺甲噁唑和利福平的三联疗法。蓝色的蜂窝织炎提示流感嗜血杆菌感染，开始抗生素治疗前应进行血培养。常用的治疗方法包括头孢噻肟，每天 75～100mg/kg；或头孢曲松，每天 50～75mg/kg；肌内注射或静脉滴注。或氨苄西林，每天 100～200mg/kg，静脉滴注，并联合氯霉素，每天 50～85mg/kg。

4. 给予高热能、高蛋白及多种维生素饮食。

5. 局部热敷或物理治疗。

6. 家长充分认识到蜂窝织炎的严重性和潜在的致命性，还要全面了解细菌侵入的途径，并应立即给予清创处理。

7. 必要时要广泛多处切开引流。

## 六、丹　毒

丹毒是由溶血性链球菌引起的皮下组织内淋巴管的急性炎症。

【诊断要点】

1. 前驱症状有全身不适、发热、畏寒、恶心、呕吐等。

2. 好发于小腿和面部。

3. 皮损处呈境界清楚的鲜红色水肿斑片，有灼热感，迅速扩大，出现水疱、疼痛和压痛。

4. 急性经过，附近淋巴结肿大。

5. 外周血白细胞总数及中性粒细胞增高。

【鉴别诊断】

1. 蜂窝织炎　参见本章“五、蜂窝织炎”部分。

2. 接触性皮炎　有致敏物接触史，皮损处为红斑、丘疹及水疱，局部瘙痒而无全身症状及疼痛。

【防治】

1. 积极治疗原发病。

2. 卧床休息，抬高患肢。

3. 加强营养，给予高热量、高蛋白及多种维生素饮食。

4. 给予抗生素治疗，首选青霉素肌内注射。

5. 局部湿敷和理疗等。

【注意事项】

婴幼儿患者可并发急性肾炎、败血症而致死亡。

## 七、猩红热

【诊断要点】

1. 猩红热常发生在2～10岁的儿童。

2. 链球菌的侵入途径可以是咽部或皮肤伤口。

3. 皮疹在感染24～48小时后出现，呈红色斑疹和丘疹，最初在颈部，逐渐扩展至躯干和四肢。

4. 在严重患儿皮疹可以是瘀点，止血带试验阳性常见。瘀点在腋窝和肘窝的皮肤主要褶皱处呈线状排列。

5. 猩红热的掌跖特征性未累及，常见面部潮红和口周苍白。舌累及（舌苔干燥、红色舌乳头肥大）（彩图4）有助于鉴别诊断，因为草莓舌见于链球菌性猩红热而不是葡萄球菌性猩红热。

6. 广泛性淋巴结病常见，腹股沟淋巴结尤其肿大。皮疹消退过程中可见脱屑，与发疹的好转方式相同。

【鉴别诊断】

1. 猩红热样疹可见于其他传染性疾病，如病毒性肝炎、传染性单核细胞增多症、Kawasaki 病、中毒性休克综合征、麻疹和风疹的早期表现。

2. 药物相关性皮疹也可与猩红热相似。导致猩红热样疹的药物包括磺胺类、青霉素、链霉素、奎宁和阿托品。药疹多发生在黏膜糜烂和结痂，可作为一个有用的鉴别体征。

【防治】

1. 青霉素是治疗猩红热的首选药物，剂量与治疗脓疱疮和链球菌咽炎相同。对青霉素过敏的患儿可使用红霉素治疗。如怀疑葡萄球菌性猩红热，推荐应用双氯西林，每天15～50mg/kg，口服，共 10 天。

2. 及时治疗事实上消除了猩红热的并发症，如菌血症、风湿热、肺炎和脑膜炎。

3. 在脱屑的病程后期，使用温和的软膏湿润皮肤可以恢复皮肤表面的完整性和减轻皮肤疼痛。

## 八、猫抓病

【诊断要点】

1. 发现 58%发展成猫抓病的患儿在猫抓后 3～10 天皮肤或黏膜上首次出现接种性丘疹。

2. 5%的患儿发生眼结膜的接种而产生结膜肉芽肿。

3. 猫抓区域持续触痛性局部淋巴结炎几乎在所有患儿中可观察到。

4. 猫抓后 14～50 天开始出现肿胀，持续约 3 个月，也可能持续到 1 年以后。淋巴结特发性化脓发生于 30%的病

例。

5. 约 1/3 的患儿经历数天的发热，但有时持续几周。

6. 乏力、头痛、厌食、呕吐、脾大、咽喉痛、麻疹样疹、化脓性结膜炎和腮腺肿大在儿童猫抓病中不常见。

【鉴别诊断】

1. 引起儿童持续性淋巴结病的包括淋巴瘤、巨细胞病毒、EB 病毒、分枝杆菌、HIV、弓形虫病和深部真菌感染。

2. 皮肤癣菌感染引起的脓癣将产生局部淋巴结病，但是脓癣比猫抓病的接种性丘疹要大得多。

【防治】

1. 大多数患儿在 2～4 个月后自行消退。

2. 使用利福平、环丙沙星、阿奇霉素、庆大霉素或甲氧苄啶-磺胺甲噁唑抗菌治疗有效。

3. 最合适的治疗持续时间不明确，但是免疫抑制的患儿复发较常见，并且他们可能需要 2 个月的疗程。

4. 触痛性淋巴结的针刺抽脓比切开和引流更合适。

5. 可进行外科淋巴结切除，特别是当诊断有疑问时。

6. 应处置怀疑是带菌者的猫。约 5% 的家庭接触者可能患猫抓病，通常在发生首个病例的 3 周内。儿童应避免粗暴地与猫玩耍，免疫缺陷的儿童应避免接触会抓人或咬人的猫。

## 九、皮肤结核病

皮肤结核病是由结核杆菌所致。感染途径主要有外感染和内感染两种。①外感染：在皮肤受损后直接受结核杆菌感染而发生皮肤结核病。②内感染：患儿体内有结核病灶，结核杆菌由血行、淋巴系统或直接传播到皮肤而发生皮肤结核病。

皮肤结核病常见的类型有以下几种。

**(一)粟粒性结核疹**

【诊断要点】

1. 多见于患有粟粒性结核病的婴幼儿。

2. 皮损泛发全身皮肤,为粟粒大小尖锐丘疹,呈淡红色、褐红色,亦可出现水疱和脓疱。

3. 干缩后顶端凹下、结痂、消退,伴有小鳞屑。

4. 丘疹坏死后出现溃疡,有浆液覆盖。

5. 新鲜丘疹中常可查到结核杆菌。

**(二)丘疹坏死性结核疹**

【诊断要点】

1. 皮疹反复分批出现。

2. 多见于肘关节和膝关节突出部、躯干、四肢伸侧,对称分布。

3. 常在春、秋季复发,并伴有硬红斑及疱疹性结膜炎。

4. 皮损为小丘疹,境界清楚,坚硬,孤立,多发生于毛囊处。

5. 1～2周后丘疹中心坏死、结痂、脱皮,愈后遗留萎缩性瘢痕。

6. 在坏死中心处可查到结核杆菌。

**(三)硬红斑**

【诊断要点】

1. 多见于年长儿或青春期少女。

2. 结节呈暗红色或紫红色,可融合成大硬结,有痛感,

多见于小腿后面，两侧对称。

3. 病程长，数月后消退或破溃，迁延不愈，愈后遗留凹陷性瘢痕。

4. 结痂破溃处可查到结核杆菌。

**（四）瘰疬性苔藓**

【诊断要点】

1. 多见于儿童及青春期。

2. 好发于躯干、背部、臀部及四肢。

3. 皮损为黄白色或淡红色的毛囊丘疹聚集，无痛，极小。其表面多有皮屑，可伴有轻痒。

4. 本病多伴有全身结核病、疱疹性结膜炎。结核病好转后皮疹渐消，不遗留痕迹。

**（五）皮肤原发性结核**

【诊断要点】

1. 多见于幼儿，原发病灶多位于下肢及面部。

2. 皮损为红褐色丘疹或小结节。

3. 3～4 周后成为硬块或破溃。

4. 局部淋巴结明显肿大。

5. 数月后自愈或留有棕色瘢痕。

6. 可发展成寻常狼疮。

7. 发病后结核菌素试验呈阳性。

**（六）寻常狼疮**

【诊断要点】

1. 本型是皮肤结核病最常见的一型，多见于儿童和青年。

2. 皮肤发生小结节，质软，呈褐色，破溃后变成溃疡，愈后形成不规则的萎缩性瘢痕。

3. 狼疮好发于面部、颊部、鼻部及耳部，躯干较少，也可累及黏膜。

4. 患者多伴有内脏结核病。

5. 病程较长，可达数年甚至数十年不愈。

**（七）液化性皮肤结核（瘰疬性皮肤结核）**

【诊断要点】

1. 多发于儿童。

2. 多伴有淋巴结核、骨结核、关节结核直接侵犯皮肤或经淋巴管蔓延至皮肤而发病。

3. 好发于颈侧、腋下、腹股沟及上胸部等处皮肤。

4. 初起为皮下结节，以后结节增大与皮肤粘连，逐渐变软，进而液化破溃，形成溃疡及瘘管，排出带有干酪样物质的脓液。

5. 病程迁延，经久不愈，愈后遗留条索状或桥状瘢痕。

【防治】

1. 加强卫生宣传教育，普及新生儿卡介苗接种。

2. 群防群治，定期进行肺部及全身健康检查，早期发现结核病，早期治疗。

3. 有传染性的结核病患儿应彻底治疗，并做好消毒隔离，对其有密切接触者应定期检查，以早期发现结核病。

4. 积极参加体育锻炼，增强体质和抗病能力。

5. 以全身治疗为主，常用药物有：①异烟肼，每天 10～20mg/kg，1 次顿服。②对氨基酸水杨酸钠，每天 0.2～0.3g/kg，分 3～4 次口服。③利福平，每天 10～20mg/kg，分 2 次口服。④硫酸链霉素，每天 20～40mg/kg，每日 1 次，

肌内注射。一般不单独应用，在上述药物治疗无效时，方考虑链霉素与其他抗结核药物合用。⑤局部治疗寻常狼疮可外用5%～10%焦性没食子酸软膏。⑥为了提高疗效，减少结核杆菌的耐药性，常选用2种或3种药物联合应用，疗程为3～6个月。

【注意事项】

1. 抗结核药可引起白细胞减少及肝功能、肾功能损害，用药期间应全面观察其不良反应。

2. 患儿有肝功能、肾功能损害者，应慎用抗结核药。

# 第 5 章 病毒性皮肤病

病毒性皮肤病是由病毒感染所引起的皮肤黏膜病变。病毒可直接侵犯皮肤和黏膜而致局部损害。根据病毒性皮肤病的临床特点,可分为以下 3 型。①新生物型:皮肤损害呈疣状增生,包括寻常疣、扁平疣、跖疣、传染性软疣和尖锐湿疣等。②疱疹型:皮肤损害以疱疹为主,包括单纯疱疹、带状疱疹、水痘、水痘样湿疹及手足口病等。③红斑发疹型:皮肤损害以红斑、斑丘疹为主,包括传染性红斑、麻疹、风疹、婴儿玫瑰疹等。

## 一、单纯疱疹

单纯疱疹是一种由人类单纯疱疹病毒感染所引起的病毒性皮肤病。

【诊断要点】

1. 疱疹性龈口炎

(1)多见于 1～5 岁的幼儿。

(2)在口腔、牙龈上出现成群的疱疹,破溃后形成白色浅表溃疡。

(3)口唇、颊、舌、咽部均可发生小水疱和较多的溃疡,疼痛,拒食,口涎黏稠,多有口臭。

(4)病初可伴有高热，体温高达 38～40℃，多伴有颌下淋巴结肿大。平均病程为 7～10 天。

2. 接种性单纯疱疹

(1)皮肤损伤后由于接触单纯疱疹病毒而发病。

(2)患儿多缺乏单纯疱疹病毒抗体。

(3)潜伏期为 5～6 天。

(4)接触部位的皮肤出现多数小水疱。

(5)发生在手指者呈深水疱并伴有疼痛，称疱疹性湿疹(彩图 5)。

【鉴别诊断】

有时要与带状疱疹相鉴别，后者疼痛明显，发生于一侧的神经分布区，无反复发作史。单纯疱疹结痂期应与脓疱疮相鉴别，脓疱疮主要发生于小儿，多见于夏、秋季，为蜜黄色脓痂。

【防治】

1. 单纯疱疹的治疗有两个目的：缩短病程和预防复发。首先去除诱发因素为治疗原发病。

2. 局部治疗：以吸收干燥、防止继发感染为主。未破溃、糜烂者可用酞丁胺搽剂、阿昔洛韦眼药水、碘苷眼药水、3%阿昔洛韦软膏外涂，每天 3～4 次。有糜烂、渗液或有继发感染者可采用 2%甲紫、0.5%新霉素软膏、1%樟脑炉甘石洗剂等抗生素软膏外涂。

3. 全身治疗：如有继发细菌感染需全身应用抗生素。脑膜脑炎并伴有颅内压增高或局灶表现，用降低颅内压的方法；严重原发型单纯疱疹如脑膜脑炎、新生儿播散性疱疹、水痘样疹、疱疹肝炎等，可选用阿昔洛韦、阿糖胞苷、干扰素和干扰素诱导物治疗；转移因子对新生儿播散性疱疹疗效较好。也可选用胎盘球蛋白、人血清丙种球蛋白和人体免疫血清球蛋白。左旋咪唑是一种免疫兴奋药,治疗复发性口唇疱疹有效。早期给予左旋咪唑,每天 2～3mg/kg,分 3 次口服,每周连服 3 天,可缓解症状。

4. 疱疹性龈口炎的治疗:应保持口腔清洁,用 1∶1000 苯扎溴铵溶液含漱。

5. 疱疹性角膜炎的治疗:可点用碘苷眼药水或眼膏。但不能预防复发。

6. 新生儿单纯疱疹的治疗:应早期给予阿糖胞苷或阿昔洛韦注射。

【预后】

本病有自限性,预后良好,但易复发。

【注意事项】

1. 少数儿童患病后可伴发疱疹性脑炎。

2. 新生儿可出现黄疸和惊厥,预后不佳。

3. 患阴部疱疹的产妇,剖宫产可预防新生儿感染。

## 二、带状疱疹

带状疱疹是由水痘带状疱疹病毒引起,初次感染水痘带状疱疹病毒后表现为水痘或呈隐性感染,以后病毒长期潜伏于脊髓后根神经节的神经元内,当机体抵抗力下降及各种诱发刺激的作用下,可使之再活动,生长繁殖,引起相应神经分布区的水疱疹和神经痛,即带状疱疹。

【诊断要点】

1. 发病突然,发病前数日局部皮肤先有灼热、疼痛或伴有低热及全身不适等前驱症状。

2. 1～3天沿疼痛部位出现密集的红斑上有绿豆大小、发亮的水疱，外围有红晕，多发于胸部、腹部、腰部、四肢及耳部，沿神经分布排列呈带状，疱疹间皮肤正常。

3. 可在发疹前或伴随皮疹出现疼痛，但儿童往往疼痛轻微或无痛，局部淋巴结肿大，有压痛。

4. 体弱者可出现血疱、大疱甚至坏死，常伴有高热、肺炎、脑炎。

5. 病程2～3周多能自愈。

【防治】

1. 本病治疗的目的是缩短病程，缓解疼痛，预防各种并发症。

2. 全身疗法：严重者应卧床休息，避免搔抓和摩擦，以防止继发感染。

3. 神经营养药：可采用维生素 $B_1$、维生素 $B_{12}$ 等药治疗。

4. 给予镇痛药：可采用阿司匹林、卡马西平等药治疗。

5. 免疫调节药：可给予带状疱疹免疫球蛋白。

6. 局部疗法：疱疹未破时可外涂含硫黄炉甘石洗剂或阿昔洛韦软膏外涂。疱疹已破溃者，给予3%硼酸溶液或0.5%新霉素溶液湿敷，或2%甲紫溶液外涂。

【注意事项】

年幼体弱者常伴高热、肺炎、脑炎等，病毒侵入脊髓可致瘫痪。但一般预后良好。

## 三、手足口病

手足口病是由肠病毒（通常为柯萨奇A16，少数为柯萨奇 A5、柯萨奇 A10 等)引起的一种以手、足、口部位出现水疱为特征的传染病。主要侵犯婴幼儿。

【诊断要点】

1. 多见于5岁以下的儿童,以1～2岁的儿童为最多见。

2. 潜伏期为3～5天。发疹前有低热、头痛、食欲缺乏等前驱症状。

3. 受损部位为手、足、指(趾),相继出现米粒至豌豆大小的水疱,呈圆形或椭圆形,疱壁薄,周围有红晕(彩图6)。

4. 在皮疹同时或稍前,口腔黏膜出现疼痛性小水疱,迅速破溃,呈灰白色糜烂或浅溃疡。

5. 病程约1周,愈后极少复发。

6. 外周血白细胞总数多正常,淋巴细胞和单核细胞相对增加。

【鉴别诊断】

主要与口蹄病相鉴别,后者为家畜传染给人。

【防治】

1. 隔离患儿,避免由患儿呼吸道直接传播及污染食品、衣物等转为由消化道间接传播。

2. 全身治疗:给予吗啉胍、中药板蓝根冲剂。

3. 局部治疗:加强口腔护理,用淡盐水或生理盐水擦拭或漱口,形成口腔溃疡者可给予口腔溃疡涂膜或金霉素软膏,或锡类散外涂等。

4. 发生于手、足及其他部位的皮疹可用含硫黄炉甘石洗剂外涂,以收敛、止痒及防止继发感染。

# 四、疣

疣是由人类乳头瘤病毒感染所引起的良性皮肤赘生物，有轻度传染性。有免疫缺陷病或应用免疫抑制药的小儿常可发生或诱发本病。

**(一)寻常疣**

【诊断要点】

1. 小儿时期常见。

2. 好发于手指、手背、足、甲缘及面部，1 个至几个，直径为 3～10mm，或孤立，或群集，或汇合成片，无炎症现象。

3. 为角质增生性丘疹，表面粗糙。呈暗黄色或灰黄色，突出皮肤表面，顶部呈刷状或花蕊状，边缘清楚，触之坚硬(彩图 7)。

4. 一般无自觉症状，经数月、2 年或更长时间才能消退，但易复发。

【防治】

1. *局部疗法*

(1)用刮匙将疣体刮除。

(2)用氟尿嘧啶或酞丁胺软膏外涂，每天 2 次。

(3)中药鸦胆子去壳捣碎后外敷。

(4)激光烧灼或液氮冷冻治疗。

2. *全身疗法*　数目多者可服中药。

**(二)青年扁平疣**

【诊断要点】

(1)学龄前儿童多见，青年患者也不少见。

(2)好发于手背、腕部及颜面部。呈米粒至黄豆大小，圆形、椭圆形或不规则形、边缘清楚的扁平丘疹，表面光滑，质坚，皮色或褐色（彩图 8）。

（3）多数密集或分散分布，常因抓痒而自体接种，呈串珠状或条状排列。

（4）一般无自觉症状，稍有轻痒，病程较长，可自行消退，但亦可复发。

【防治】

1. *局部疗法*　酞丁胺软膏或氟尿嘧啶软膏外涂，或 0.1%维 A 酸软膏外涂。

2. *全身疗法*

（1）左旋咪唑，每天 2～3mg/kg，每天 3 次，口服 3 天，停 4 日，7 天为 1 个疗程。

（2）乌洛托品，口服；聚肌胞，肌内注射等。

**（三）泛发性疣（疣状表皮发育不良）**

【诊断要点】

1. 多好发于幼年时期。

2. 皮损多见于面部、手背、前臂等处。

3. 为 2～5mm 的扁平丘疹，酷似扁平疣，发生在躯干、四肢的丘疹尤大，呈疣状增生，表面坚硬类似寻常疣。

4. 可伴有掌跖角化，伴指（趾）甲病者多生长发育落后。

【鉴别诊断】

1. *扁平苔藓样药疹*　有用药过敏史，发病急，皮损对称分布，停药后皮疹逐渐消失。

2. *线状苔藓*　多发于一侧上、下肢，苔藓样丘疹排列呈线状，不伴有掌跖角化。

【防治】

1. 可内服中药或肌内注射维生素 $B_{12}$。

2. 局部治疗：皮损不多时，可用中药鸦胆子仁外搽或0.05%～0.1%维A酸霜外涂，或5%氟尿嘧啶外搽等。

**（四）传染性软疣（水瘊子）**

由传染性软疣病毒感染所致。

【诊断要点】

1. 本病多见于儿童及青年。

2. 好发于躯干、四肢、肩胛、阴囊及眼睑等处。

3. 皮损为半球形，粟粒至绿豆乃至黄豆大的丘疹，蜡样光泽，中央有脐窝，可从其中挤出豆腐渣样物质，多为数个一群（彩图9）。

4. 病程为6～9个月，可自行消退，亦有持续数年不愈者，自觉有痒感，愈后不留瘢痕。

5. 易继发感染，局部红肿或并发脓肿。

【防治】

1. 局部疗法：在无菌条件下，用消毒针将软疣挑破，挤出其内容物，然后用2%碘酊、苯酚或33%三氯醋酸涂搽，多可一次治愈。

2. 平时避免搔抓，以防扩散。在集体生活中发现本病者应及时隔离，勿用公用浴巾，并做衣物消毒。

3. 可用液氮冷冻。

4. 全身疗法：香附、木贼各12g，煎服，药渣外擦局部，疗程为7～10天，可使疣体脱落、消失。

## 五、传染性红斑

【诊断要点】

1. 多见于 4～12 岁的儿童，春季易见，可能为病毒感染所致。

2. 面部出现大片红斑，呈蝴蝶状分布，边缘清楚，1～2 天蔓延至四肢、躯干，呈对称分布（彩图 10）。四肢损害呈多环形或花纹样。

3. 一般无全身症状，偶有低热。

4. 病程约 1 周自愈，愈后不留痕迹。

5. 外周血白细胞总数正常或减少，淋巴细胞和嗜酸性粒细胞增高。

【防治】

1. 隔离患儿，注意休息，减少食物，增加饮水量。

2. 外用安抚保护药，如炉甘石洗剂。

3. 有发热者可服解热药，如金银花或菊花煎剂。

【注意事项】

1. 一般预后良好。

2. 可并发急性关节炎、类风湿关节炎。

## 六、幼儿急疹

幼儿急疹又称婴儿玫瑰疹，是婴幼儿常见的一种急性发热、发疹性疾病，由人类疱疹病毒 6 型、7 型感染所致。

【诊断要点】

1. 潜伏期为 10 天左右，起病急骤，无前驱症状。

2. 突然高热，体温多为 39～41℃，可伴有高热惊厥，持

续 3～5 天后自然骤降。患儿一般情况良好。

3. 皮疹多于体温下降之后出现，直径为 2～3mm，周围有浅色红晕，压之褪色，皮疹多呈分散性，亦可融合一处（彩图 11）。

4. 皮疹最初出现于颈部、躯干，很快波及全身。膝下极少或缺如，皮疹于 1～3 天退尽，不留色斑，也无脱屑。

5. 枕骨下淋巴结及颈后淋巴结肿大明显，无压痛。

【防治】

1. 注意隔离，患儿应多饮水、多休息，以流质或半流质食物为主，适当补充 B 族维生素、维生素 C 等。

2. 给予抗病毒药物，如吗啉胍。

3. 对症治疗：高热时给予解热药，适当应用阿司匹林，每次 5～10mg/kg；亦可头部冷敷或乙醇擦浴（腋下、腹股沟部）。

4. 给予镇静药，以防高热惊厥。

【注意事项】

可并发肠套叠、重症肝炎及脑炎。

## 七、传染性单核细胞增多症

传染性单核细胞增多症是由 EB 病毒感染所引起的单核-巨噬细胞系列急性增生性传染病。

【诊断要点】

1. 小儿潜伏期大多在 10 天左右（4～5 天）。

2. 前驱症状有全身不适、恶心、乏力、出汗、头痛、发热、咽痛及颈部淋巴结肿大。

3. 多有不同程度的发热，最高可达 39℃以上。

4. 淋巴结肿大，常见于双侧前、后颈部，可不对称，无压痛，略软，无粘连。

5. 肝、脾大：部分小儿发病后可有不同程度的肝、脾大及压痛。

6. 皮疹：多在病程1周左右出现多种形态的皮疹，分布于躯干及上肢，消退后不脱屑，不留色素。

7. 咽峡炎：约80％的小儿出现咽痛，扁桃体充血、肿大或脓肿。

【防治】

1. 急性期应卧床休息2～3周，加强护理，避免发生多种并发症。

2. 继发感染时，可给予抗生素治疗。

3. 对症治疗：清热解毒，镇静、镇咳。

【注意事项】

1. 本病有自限性，如无并发症，大多数预后良好。

2. 少数患儿死于脾破裂、脑膜炎、心肌炎、肝炎等。

## 八、川崎病（急性发热性皮肤黏膜淋巴结综合征）

【诊断要点】

1. 多发于婴幼儿，一年四季均可发病。

2. 主要表现为持续高热，体温可达40℃。伴有双眼结膜充血，口唇红润，继而干燥、结痂并破裂，咽部充血。

3. 病程中全身出现麻疹样、猩红热样及多形红斑样皮疹，不痒不痛，1周左右消退。

4. 手、足弥漫性红肿，指（趾）末端发生膜状脱屑，指（趾）甲出现横沟。

5. 可有颈部淋巴结肿大、腹泻、关节肿痛及心脏损害。

6. 白细胞计数增多并左移，红细胞沉降率增快，血小板升高。

【鉴别诊断】

1. 猩红热　多发生于冬、春季，多有猩红热接触史。发热数小时至 1 天出疹，皮疹密集呈线状，有环口苍白圈。

2. 多形性红斑　为水疱性红斑，皮损向周围扩大，有随愈随发的倾向。

【防治】

1. 加强护理，防止继发感染及并发症。

2. 治疗药物首选阿司匹林。

3. 预防继发感染可用抗生素治疗。

【注意事项】

少数患儿可突然死于心肌梗死。

## 九、口蹄病（阿夫他热）

口蹄病是饲养动物中传染性最大的一种病毒性疾病。病毒通过皮肤的微小伤口进入人体。

【诊断要点】

1. 多由家畜传染给儿童。

2. 潜伏期为 2～18 天。初期患儿发热、无力、头痛及口腔黏膜烧灼感。

3. 2～3 天后出现皮疹、水疱，并融合成大疱，水疱破溃后形成溃疡，愈合很快。

4. 皮肤损害好发于口腔黏膜、舌、唇及掌、跖与指（趾）间皮肤。

5. 病程1周左右，可自愈。

【防治】

1. 严格隔离患病家畜。

2. 儿童应尽量不与家畜密切接触。

3. 局部涂炉甘石洗剂。

4. 有继发感染者可应用抗生素治疗。

5. 可给予抗病毒药物，如利巴韦林、吗啉胍或板蓝根冲剂。

## 十、风　疹

风疹是由风疹病毒引起的一种儿童时期轻型的急性传染病。

【诊断要点】

1. 潜伏期长短不一，为16～18天。

2. 前驱期可出现咳嗽、喷嚏、流涕、结膜炎及发热等。

3. 发疹期，发热1～2天后于面部、颈部、躯干和四肢迅速出现斑丘疹，1天即可布满全身，但手掌及足跖却无疹。4～5天后隐退。

4. 出疹前可有耳后、枕部及颈部淋巴结肿大。

5. 外周血白细胞总数在发疹期可减少，淋巴细胞初期亦减少。

6. 本病并发症很少，预后良好，康复快。

【鉴别诊断】

1. 麻疹　前驱期症状较重，持续高热3～4天后出疹，皮疹较密集，呈深红色。

2. 幼儿急疹　多见于2岁以内的幼儿，无前驱症状，突

然高热 39～41℃，可有惊厥，皮疹多出现在体温稍降之后。

【防治】

1. 隔离患儿至出疹后5天。

2. 妊娠妇女应避免与风疹患儿接触，以防胎儿畸形。

3. 患儿在发热期应卧床休息，给予易消化的流质饮食，局部外涂炉甘石洗剂，口服板蓝根冲剂。

4. 积极防治并发症，有继发感染者可给予抗生素治疗。

【注意事项】

少数患儿可死于脑炎。

## 十一、水　痘

水痘是由水痘带状疱疹病毒引起的一种小儿急性发疹性疾病。

【诊断要点】

1. 潜伏期为13～17天。

2. 发病骤起，多有轻度发热、食欲缺乏，24小时后出疹。

3. 皮疹为向心性分布，以躯干、头皮、颜面及腰部为常见。多为红色小斑疹或丘疹，稀疏分散(彩图12)。

4. 数小时至1天后变成椭圆形、浅表的露珠状大小不等的疱疹，周围有红晕，数日后变干，中心凹陷，后结成痂盖。

5. 继发感染后可变成脓疱，并出现高热。

6. 皮损可分批出现，可同时见到丘疹、水疱、结痂等。轻度瘙痒，病程为2～3周。

【鉴别诊断】

1. 脓疱疮　多见于、夏秋季，先有痱子、湿疹等病，好发于颜面及四肢，脓疱壁薄，破后结黄痂。

2. 丘疹性荨麻疹　皮损为淡红色风团样丘疹，顶端有小水疱，分批出现于腹部、腰部、背部、臀部及小腿。

【防治】

1. 防止继发感染，应剪短指甲，勤换内衣，用紫外线消毒室内、室外。

2. 隔离患儿至皮疹痂盖变干为止。

3. 局部治疗可用1%鱼石脂炉甘石洗剂外涂，水疱破裂或继发感染者可用1%甲紫外涂。外用或口服抗生素。

4. 可给予维生素 $B_{12}$ 肌内注射。

5. 可给予抗病毒的中药、西药治疗。

【注意事项】

少数患儿可并发急性肾炎。

## 十二、小儿丘疹性肢端皮炎

小儿丘疹性肢端皮炎可能是由乙型肝炎病毒感染所致的小儿皮肤病。

【诊断要点】

1. 多发于儿童时期。

2. 皮损部分多见于四肢末端，常始于手背、足背，并逐渐向上扩张至面部、颈部、上肢中端、股部及臀部。

3. 受损皮肤出现暗红色或褐色扁平丘疹，质地坚硬，针头至绿豆大小，散在分布，多不融合。

4. 自觉局部不适和轻度瘙痒，皮疹可于1～2个月自行消退。

5. 部分患儿血清乙型肝炎病毒标志物呈阳性。

【防治】

1. 加强饮食卫生,避免感染乙型肝炎病毒。

2. 增加营养,加强锻炼,增强机体免疫力。

3. 积极治疗乙型病毒性肝炎。

# 第6章　真菌性皮肤病

真菌(亦称霉菌)性皮肤病是由真菌感染而引起的疾病。真菌可分为浅部真菌和深部真菌。浅部真菌即皮肤癣菌,是指侵犯表皮的最外层(角质层)并在此处繁殖的真菌。这类癣菌所引起的感染统称为皮肤癣菌病。除了侵犯角质层,某些种类的真菌还会侵犯毛发和指(趾)甲。真菌感染常见,且随着年龄增长、湿热气候或是在拥挤的生活环境下,其发病率会更高。如头癣易在儿童中流行,尤其是在郊区。

## 一、头　癣

头癣是指毛发和头部的皮肤感染癣菌。头癣又分为黄癣、白癣和黑癣3种。

【诊断要点】

1. 黄癣

(1)多见于青春期前的儿童。

(2)初起时头皮出现斑点,发炎潮红,并有薄片状鳞屑。患儿的非炎症期可持续2～8周,之后为炎症期。

(3)以后形成以毛发为中心的蝶形棕黄色或灰黄色厚痂,有鼠尿味,毛发失去光泽,但少见折断。

(4)病久者,毛囊萎缩,毛发脱落,形成大片永久性脱发,

病程长。

(5)自觉有轻度痒感,有继发感染时可伴发热,局部淋巴结肿大。

2. 白癣

(1)多见于儿童,以学龄前儿童较多。

(2)早期为圆形、灰白色鳞屑斑,毛发多在距头皮 2～4mm 处折断,毛发根可见灰白色菌鞘,毛发易于拔除(彩图 13)。

(3)愈后不留痕迹,毛发再生如常。

(4)到青春期后亦可不治而愈。

3. 黑癣

(1)儿童及成年人均可发病。

(2)患处为小片鳞屑斑,数目较多。

(3)毛发出皮即断,留下的毛发在毛囊内,呈黑点状,又称黑点癣。

(4)本病至青春期有的不治自愈,病久者治愈后常留有瘢痕,有局灶性脱发。

【鉴别诊断】

黄癣、白癣、黑癣的鉴别,见表 6-1。

**表 6-1　黄癣、白癣、黑癣的鉴别**

| | 黄癣 | 白癣 | 黑癣 |
|---|---|---|---|
| 早期皮损 | 丘疹、黄癣痂 | 丘疹、水疱、鳞屑 | 丘疹、水疱、鳞屑 |
| 皮损特点 | 圆形或不规则形,干燥黄癣痂,有鼠尿味 | 较大的圆形母斑,周围有较小的子斑 | 小片环形黑点斑 |

（续　表）

| | 黄癣 | 白癣 | 黑癣 |
|---|---|---|---|
| 头发改变 | 发黄无光，长短参差不齐 | 灰白、有折断 | 出皮即断 |
| 发病人群 | 农村儿童和成年人 | 城市儿童 | 城市儿童及成年人 |
| 病程 | 慢 | 初快后静止 | 慢 |
| 预后 | 秃发 | 无遗迹 | 留瘢痕 |

1. 脂溢性皮炎　皮损处有炎症，境界不清，鳞屑多而呈油腻性，不断发且奇痒。

2. 头皮银屑病　皮损为银白色鳞屑性斑块，境界清楚，头发呈束状，不易拔，无断发。

3. 头皮脓疱疮　炎症反应明显，并伴有发热及疼痛。

4. 斑秃　头发完全脱失，呈局限性片状，而无头皮改变。

5. 人为拔发　表现为形状古怪的头发脱失、表皮剥脱、毛囊周围有瘀点和头发在不同长度被折断。

【防治】

1. 提高防病意识，理发工具应消毒，患儿头发剪掉后立即烧掉，患儿的衣物及用具采取消毒措施。

2. 集体场所儿童应定期检查，早期发现，早期治疗，衣帽等不应随便互用。

3. 如果脱发的同时发现有枕骨下和颈部淋巴结增大，首先考虑头癣的诊断，尽管头皮的皮炎也可导致此症状。1岁以下的婴儿甚至新生儿都有患头癣的报道。

4. 口服灰黄霉素微粒，每天 20mg/kg，分 2 次饭后服用，连续 2～4 周。通常，需要口服灰黄霉素 2～3 个月。尽

管对犬小孢子菌感染疗效差些，口服特比萘芬2～4周也是一种治疗方法。伊曲康唑和酮康唑治疗断发毛癣菌较灰黄霉素、特比萘芬差许多。尽管灰黄霉素有很多罕见但严重的不良反应，包括粒细胞缺乏症和再生障碍性贫血，但它仍然是对儿童相对安全的药物。在吃含脂肪的饮食时会提高其吸收率，每日1次或2次，口服灰黄霉素且配合全脂牛奶或冰淇淋是比较受欢迎的方法。脓癣只对灰黄霉素反应好，不需要联合抗菌药物和激素。

5. 外用药：10%冰醋酸、5%硫黄软膏、复方苯甲酸软膏、2%碘酊或3%～5%克霉唑霜，可任选一种涂于患处，每日2次，连续2个月。

6. 剃头：这对治疗的成败与否极为重要。每周1次，共6～8次。

7. 拔发：对于小片病灶可用人工拔发，将病发全部连根拔除，可不服药，再涂上述外用药中的任何一种。

8. 洗头：用热水或硫黄皂洗头，每日1次，连续2个月。或使用2.5%二硫化硒或2%酮康唑等香波于头皮，每周2次，可减少感染。

## 二、体　癣

由致病性真菌寄生在皮肤上所引起的浅表性皮肤真菌感染，统称体癣（环癣、钱癣）。

【诊断要点】

1. 原发损害为丘疹、水疱或丘疱疹。

2. 损害从针头至绿豆大小，从中心等距离扩展蔓延，形成环形或多边形，边缘隆起而较窄，中央皮疹渐退，伴脱屑或色素沉着(彩图 14)。

3. 在免疫受抑制的儿童中,包括有肿瘤或是局部用强效激素的,皮肤癣菌侵犯毛囊口可能是主要的临床表现。这样就出现毛囊性损害(被称为 Majocchi 肉芽肿)。

4. 好发于面部、颈部、腰部、腹部、臀部及四肢等处。

5. 夏季损害加重,冬季损害减轻或消退。

【鉴别诊断】

1. 玫瑰糠疹　母斑可与体癣相似,母斑中央色淡,但是其鳞屑在中央而不是在皮肤损害的边缘。

2. 环状肉芽肿　皮肤损害、无鳞屑或表皮破损。

3. 其他　银屑病、副银屑病、固定性红斑、结节病、二期梅毒和红斑狼疮都与体癣的皮肤损害相似。

【防治】

1. 首先彻底治好自身的头癣、手足癣及甲癣。

2. 注意个人卫生,杜绝使用癣病患者的浴盆、拖鞋、毛巾及内衣等,避免与患癣的猫、犬等接触。改变一些家庭对待宠物的习惯,不要让宠物进入孩子的房间,不允许孩子抱宠物一直到宠物痊愈,这些有助于预防再感染。

3. 可外涂复方苯甲酸涂剂、复方间苯二酚涂剂、1%克霉唑、20%土槿皮酊、酮康唑霜等。无论是乳膏或洗剂,每日2次应用于整个受累区域,直到皮肤损害完全清除,这一般需要连续2~4周。外用特比萘芬可在1周内达到真菌的清除。每次涂药治疗整个皮肤损害及超出边缘1cm的区域。皮疹消退后继续用药2周,尽量使感染的皮肤在成功治疗后保持干燥,以防复发。

4. 全身泛发性体癣除外用药外,患儿可内服灰黄霉素。

## 三、股　癣

凡由真菌侵犯大腿内侧和腹股沟皱褶处皮肤所致环状或半环状红斑鳞屑性皮损，统称为股癣。

【诊断要点】

1. 股癣不常发生在青少年期之前。须癣毛癣菌和絮状表皮癣菌是常见致病菌。

2. 好发于腹股沟、大腿内侧、阴囊皱褶、会阴及肛门周围等处皮肤。

3. 初起有几个大小不等的红斑损害，无中心痊愈，无外周扩散，无边缘丘疱疹，损害扩大或相互融合成大片，色鲜红、高出皮面呈弓状。

4. 自觉瘙痒较甚，局部皮肤呈苔藓化，继发细菌感染后可形成脓疱。

【鉴别诊断】

1. 尿布皮炎和念珠菌病可与股癣相似，但这些常发生在婴儿期。

2. 会阴部酵母菌感染可累及阴囊，以此鉴别。一些皮炎也可发生在这个区域。

【防治】

1. 防治同体癣。

2. 局部外涂复方间苯二酚或 1% 克霉唑霜、咪康唑软膏等。

## 四、手癣和足癣

趾（指）间及跖、掌皮肤被真菌感染，称为足癣或手癣，只侵犯手背或足背，则属于体癣。

【诊断要点】

1. 足癣　有3种临床表现，都主要发生在青春期后的青少年，而很少发生在儿童早期。

(1)鳞屑水疱型：常于趾间、足跖及足的侧缘反复出现水疱及丘疱疹。可融合成大疱，瘙痒，疱干脱屑，夏发冬愈，病情稳定时，多以脱屑为主(彩图15)。

(2)浸渍糜烂型：趾间皮肤发白、糜烂、浸渍，剥脱后露出红色糜烂面，有少量渗液。易继发感染，并发急性淋巴管炎、淋巴结炎和丹毒等。

(3)角化过度型：多见足跟、足跖及足侧缘皮肤过度增厚、粗糙、脱屑、干燥、入冬开裂，病程较长。

2. 手癣

(1)初起时为针尖大水疱，疱干后疱顶表皮脱落，留下环状边缘的鳞屑。

(2)好发于手指侧面、屈侧或掌心。

(3)皮损日渐扩大，融合成多环形，边缘清楚。

(4)经久不愈时，可传染至指甲或另一手，并呈对称性分布。

(5)另一型称鹅掌风，可无水疱及清楚边缘，掌心呈弥漫性，皮纹宽深、粗糙、肥厚或有小片鳞屑，分布对称，有痒感，多年不愈。

【鉴别诊断】

足癣

(1)在青春期前儿童异位性皮炎可与足癣相似。

(2)接触性皮炎和其他类型的皮炎也可出现类似于足

癣的皮肤损害。接触性皮炎经常累及足背而足癣累及足底。

(3)青少年跖皮肤病的特点为支撑面发红、干燥、裂隙，很容易与足癣相混淆，需要做针尖碎屑检查和培养鉴别。

(4)疥疮、环状肉芽肿和银屑病也需要鉴别。

【防治】

1. 养成良好的卫生习惯，每日洗足、换袜，穿透气性较好的鞋、袜，不使用公用或患儿的足巾和拖鞋。

2. 加强公共游泳池及浴室消毒，禁用公共拖鞋及毛巾。

3. 指(趾)间糜烂型用桂矾粉或脚气粉，吸净、脱皮后再用1%克霉唑霜外涂。

4. 水疱型可用复方苯甲酸涂剂、复方间苯二酚涂剂、益康唑、咪康唑、克霉唑霜外涂或咪康唑膏外涂，每日2～3次。

5. 角化过度型用复方苯甲酸软膏、1%克霉唑霜外涂。

6. 以上治疗应坚持1～2个月，伴有继发感染者可加用抗生素。

## 五、面　癣

【诊断要点】

1. 面部皮肤癣菌感染在儿童中常见，主要是由于宠物接触儿童面部所致。

2. 面癣为红斑、有鳞屑，有时呈蝶状分布，也可为单侧分布(彩图16)。

3. 常见致病菌为犬小孢子菌和疣状毛癣菌。

【鉴别诊断】

面癣可与红斑狼疮和其他胶原血管性疾病相似，考虑有狼疮性蝶形红斑的儿童应对其皮肤损害进行真菌检查。异位性皮炎、接触性皮炎和脂溢性皮炎都需要鉴别。

【防治】

1. 养成良好的卫生习惯，勤剪指甲，避免搔抓面部；全家不共用毛巾，毛巾定期煮沸消毒。

2. 可涂各种抗真菌软膏，如复方硝酸益康唑乳膏。

3. 按疗程用药，一般皮损消失后再外涂抗真菌软膏3～5日，伴有继发感染者可加用抗生素。

## 六、耳　癣

耳癣可能由手(足)癣传染而引起。

【诊断要点】

1. 皮损见于外耳道及耳壳，外耳道内有痒感，夜间加剧，并有鳞屑或耵聍。

2. 皮损为红斑，边缘清楚。

3. 多为曲菌或皮肤癣菌感染。

【鉴别诊断】

应与脂溢性皮炎、湿疹相鉴别。

【防治】

1. 忌挖耳。

2. 可涂各种抗真菌软膏，如咪康唑膏。

## 七、癣菌疹

癣菌疹是皮肤癣菌感染灶出现明显炎症时，由皮肤癣菌的代谢产物引起的远离原发部位上的皮疹，其严重程度多与感染灶炎症成正比。

【诊断要点】

1. 患儿身体有污秽的癣病灶。

2. 皮疹多种多样，常见于手上，为对称性汗疱疹样皮疹、丹毒样皮疹、对称性湿疹样皮疹等。

3. 局部有痒感，很少或无全身症状。

4. 继发性皮疹查无真菌。

5. 发病较急，原发病灶治愈后，癣菌疹亦随之消失。

6. 癣菌素皮肤试验多呈阳性。

【防治】

1. 积极治疗原发病灶。

2. 内服抗组胺类药物。

3. 外用炉甘石洗剂，禁用癣药膏或水剂。

## 八、念珠菌病

念珠菌病主要是由白念珠菌感染所引起，不仅可以导致皮肤、黏膜、指(趾)甲的浅部真菌病，还可侵犯内脏器官，导致深部真菌病。白念珠菌被认为是身体一定区域皮肤和黏膜表面正常菌群的一部分，常寄生于健康人体的口腔、消化道和阴道内。当环境变得潮湿、温暖和身体表皮屏障破损时，易出现皮肤或黏膜的浸渍，容易受致病白念珠菌的感染。念珠菌在不同部位有不同的临床表现。

【诊断要点】

1. 念珠菌性擦烂

(1)好发于新生儿及小婴儿。

(2)可原发，亦可由其他病灶蔓延而来。

(3)最常见的部位有肛门周围、臀部、外阴及腹股沟等处皮肤;腋窝、颈前、下颏等处也有发生。

(4)初发时皮肤潮红、糜烂,露出边界清楚、中心潮湿鲜红的创面,附有灰白色的鳞屑和翘起的受损表皮。

(5)皮损周围出现水疱或脓疱,逐渐增多并扩大,融合成新的擦烂,病损面积不断扩大。

(6)局部痛痒而哭闹不安。

2. 念珠菌性甲沟炎及甲病

(1)多发于指甲。常由吸吮拇指所致。

(2)指甲基底周围红肿,多有胀感而无自发痛,有压痛,压迫患处有浆液渗出而无脓液。

(3)甲真菌病可引起甲板远端增厚、变硬、变形、变脆,变成灰暗色,指甲表面高低不平,可出现纵脊。发黄提示远端甲板与甲床分离,并有空气进入两层结构之间。

(4)通常只有 1 个或 2 个指(趾)甲受累,最常见的是踇趾甲。

(5)儿童早期不常见甲真菌病,但逐渐增多,到青少年时就容易患病。通常,家庭中有一个成员会有未治疗或复发的足癣。随着趾甲累及,常出现共患足癣的现象。

3. 念珠菌疹

(1)好发于手部和全身其他部位,主要损害为成群水疱。

(2)对称分布,呈局限或泛发。

4. 尿布皮炎

(1)多继发于婴儿肛门或口腔念珠菌。

(2)常见于不常换尿布、卫生状况不好的婴儿。

(3)局部呈皮炎表现,牛肉样的红斑,边缘隆起且周围有卫星灶(彩图 17)。可向深层侵犯,严重者腋窝、面部及结膜等部位也有损害。

(4)糜烂、脓疱、红丘疹和水疱都可为尿布区念珠菌病的表现。尿布皮炎3天即有念珠菌繁殖,所以应被看作是长期尿布皮炎的继发感染。

5. 念珠菌性扁平苔藓样皮肤病

(1)多见于儿童。

(2)初起时为红色斑丘疹或丘疱疹。

(3)好发于颈部、肩部及背部。

(4)伴有轻度瘙痒及脱屑,酷似扁平苔藓。

(5)搔抓后可呈皮炎或湿疹样改变。

(6)在病灶处可查到念珠菌。

6. 念珠菌性肉芽肿

(1)多见于学龄儿童。

(2)好发于面部、头皮及手等处。

(3)皮损呈原发性富于毛细血管的丘疹,其上附有厚而黏的棕黄色痂皮,周围水肿和红斑,形成角状损害。

(4)将痂皮剥脱后,露出出血性肉芽肿性基底面。

(5)病程可达数年。

7. 口腔念珠菌病(鹅口疮)

(1)多见于新生儿。

(2)好发于舌、颊、软腭等处黏膜,其上覆盖一层白色乳酪状物,呈点状或融合成片。附着于黏膜上,揭去后可见红色渗出性创面(彩图18)。

(3)重症时口腔黏膜出现溃疡及坏死。

(4)蔓延至咽喉部时出现声音嘶哑、吞咽困难、发绀、呼吸困难。

(5)可出现黑毛舌或舌炎、口角发红、糜烂裂沟,张口时疼痛。

8. 先天性念珠菌病

(1)念珠菌病的少见类型。

(2)由子宫内获得,致新生儿泛发性红斑,并有鳞屑和脓疱。

(3)尤其见于极低体重婴儿,是从患有白念珠菌外阴阴道炎的母体获得。

【鉴别诊断】

1. 单纯疱疹、复发性口炎、大疱表皮松解症、地图舌、烧伤、口腔的多形红斑可类似于鹅口疮。

2. 尿布皮炎、细菌性擦烂、线状 IgA 皮病和浸渍可类似于念珠菌病的擦烂型。

3. 重型中毒性红斑、鱼鳞病样的红皮病、免疫缺陷症、粟粒疹、暂时性新生儿脓疱性黑变病、婴儿肢端脓皮病、先天性梅毒和其他宫内感染类似于先天性念珠菌病。

4. 由金黄色葡萄球菌引起的甲沟炎可与念珠菌性甲沟炎混淆,但前者通常为急性发作,被感染指(趾)甲感到触痛和有波动感。

5. 银屑病、脓疱病和深部真菌感染,如孢子丝菌病,可与念珠菌性肉芽肿类似。

6. 肠病性肢端皮炎、获得性锌缺乏和维生素缺乏症可与慢性皮肤黏膜念珠菌病相鉴别。

【防治】

1. 保持婴幼儿的皮肤、黏膜和口腔卫生。

2. 加强医护人员及母亲的卫生观念,注意个人卫生,及时换尿布，清洁母亲乳头。

3. 纠正易感因素，在治疗念珠菌病中也同样重要，如加强护理尿布区，擦烂区保持干燥和凉爽，避免滥用广谱抗生素及糖皮质激素等。

4. 通常，外用抗念珠菌药物即可有效。

5. 婴儿鹅口疮口服制霉菌素混悬液，每天 4 次，连用 5 天有效。如复发，再用 1 个疗程会有所帮助。年龄稍大些的儿童患鹅口疮或唇炎给予克霉唑含片治疗有效。治疗念珠菌外阴阴道炎和哺乳妇女乳头的念珠菌感染对治疗鹅口疮非常有帮助。

6. 对于皮肤念珠菌病，制霉菌素软膏、奥昔康唑软膏、酮康唑软膏、环吡酮胺软膏、益康唑软膏、咪康唑软膏或克霉唑软膏，每天 4 次，使用 3～5 天可迅速清除皮肤损害。每次换尿布时对尿布区使用药物，连续 2～3 天可有好转。莫匹罗星，每天 4～5 次，连用 5 天也有效。如果皮肤表面有破损，外用抗真菌乳膏可能有刺痛感或灼热感，也可选择抗酵母菌软膏替代。

7. 对于甲沟炎，制霉菌素软膏每晚封闭使用(塑料手套外覆棉质长筒袜)，连用 3～4 周通常会清除念珠菌性甲沟炎。对于婴儿应小心，不要让他们将塑料吸入呼吸道。

8. 白念珠菌是人体皮肤正常菌群的一部分。如果不能清除使其过度增殖的易患病因素，则其会再次侵犯易感组织。

9. 为了取得长期满意的疗效，注意擦烂区的治疗和认真护理尿布区是必要的。

10. 如果疾病再发，则需要再次治疗。口腔、指(趾)甲和皮肤广泛受累者，应怀疑其是否有免疫缺陷。

## 九、花斑癣

花斑癣(汗斑)是由糠秕马拉色菌感染表皮角质层而引起的一种浅表性真菌病。

【诊断要点】

1. 多发于儿童和青少年的颈部、胸部、上背部、肩部、面部和上臂。

2. 皮肤损害为围绕毛孔的圆形点状斑疹，逐渐扩大，边缘清楚，表面有少量糠秕样鳞屑。有时皮肤损害融合呈现连续的片状。

3. 它的颜色依赖于色素的状况。时间较久时为浅色斑，有时多种颜色共存。在健康褐色或肤色较深的青少年，皮肤损害为分散的色素减退斑。在冬季，像正常褪色似的，皮肤损害呈现为褐色或深棕色的斑，所以称为花斑癣。

4. 自觉有轻度瘙痒。

5. 病程呈慢性经过，感染趋于持续性。冬季减轻或消退，夏季又可复发。

【鉴别诊断】

1. 白癜风　损害处为白色斑片，毛发亦可发白，无任何不适。

2. 单纯糠疹　多发于面部，无自觉症状，皮损为淡白色斑疹，有少量糠秕样灰白色鳞屑。

3. 玫瑰糠疹　皮损广泛，皮损为椭圆形的玫瑰色斑疹，表面有糠秕样脱屑，胸部皮损其长轴与肋骨平行。

【防治】

1. 内衣及被褥等物应彻底煮沸消毒。

2. 咪康唑、环吡酮胺、克霉唑、特比萘芬溶液或氟康唑香波，每天2次，连用2周或3周可能有效，但考虑到儿童或青少年要涂遍全部躯干所需的量，价格上比较昂贵。

3. 应用酮康唑香波或2.5％二硫化硒，每天30分钟，应用1周后改为每月1次，连续应用3个月。

4. 15％次氯酸钠每周1次，连用2个月皮损会暂时清除，但复发率较高。可考虑在皮损开始消除后，再每个月治疗1次以防复发。

5. 全身治疗：单剂量口服酮康唑或伊曲康唑可得到满意效果。

## 十、马拉色菌毛囊炎

马拉色菌毛囊炎又称糠秕孢子菌毛囊炎，是由马拉色菌引起的毛囊性损害。

【诊断要点】

1. 易发于颈部、前胸、肩背部、腹部等部位，多对称发生。

2. 典型皮损为炎性毛囊性丘疹、丘疱疹或小脓疱，半球形，直径2～4mm，周围有红晕，可挤出粉脂状物质，常数十至数百个密集分布。

3. 有不同程度的瘙痒，出汗后加重。

4. 患儿常存在多汗、油脂溢出，可合并脂溢性皮炎和花斑癣。

【鉴别诊断】

1. 毛囊炎　好发于头面部、颈部、臀部，皮损为红色毛囊性丘疹，周围红晕，中央脓疱黄痂。

2. 痤疮　好发于面部、胸背部，皮损为黑白头粉刺，炎性丘疹脓疱，结节、囊肿，瘢痕。

【防治】

1. 尽量去除诱因，治疗原则基本上同花斑癣。

2. 由于本病部位较深，应选择渗透性好的外用抗真菌药（如50%丙二醇、联苯苄唑溶液或霜），亦可辅以2%酮康唑洗剂或2.5%二硫化硒香波洗澡。

3. 对皮损泛发、炎症较重且外用药物治疗效果不好时，可联合口服抗真菌药物。

## 十一、毛霉菌病

毛霉菌病是因感染毛霉菌所引起的一种急性真菌病。

【诊断要点】

1. 发病急，病死率高。

2. 易发于早产儿、新生儿。

3. 皮肤毛霉菌病多呈慢性经过。

4. 在耳部、指甲、口腔黏膜等处出现苔藓样丘疹、结节、脓疱、溃疡。

5. 眼毛霉菌病可致角膜溃疡和眼内炎。

【鉴别诊断】

皮损若发生在口腔黏膜需与鹅口疮鉴别。鹅口疮白屑不易擦去，其下面的黏膜潮红、粗糙。必要时可以小心刮下

一点白斑送到检验室检测。

【防治】

1. 积极治疗原发病。

2. 停用广谱抗生素和糖皮质激素。

3. 加强支持疗法，如输血或输血浆等。

4. 首选两性霉素 B 或伊曲康唑。

# 第7章　动物性皮肤病

## 一、概　述

引起动物性皮肤病的种类极多，如疥虫、螨虫、蛾、蚊、蠓、蝇、臭虫、蚤、蜂、蛇及水生生物等。引起皮肤病变的方式大致有以下几种，有的可以几种方式同时起致病作用。

1. 机械性损伤　很多节肢动物通过口器或尾钩等伤害皮肤，其伤害的性质决定于口器的构造，如蚊的针样口器通过刺进皮肤引起伤害。

2. 由毒液直接引起　如蝎子、蜈蚣等蜇人时，即将毒液直接注入人体，引起局部红肿、剧痛，严重时，则出现头晕、恶心、呕吐、发热等全身症状；桑毛虫的毒毛刺入人体引起局部发疹、剧痒等。

3. 虫子直接侵入人体引起　不少节肢动物的幼虫或成虫可以在人体内寄生，如疥螨等。

4. 由于刺吸血液所造成　不少吸血昆虫，其危害性除传播疾病外，由于叮咬、吸血剂唾液的刺激，常使幼儿不安，妨碍睡眠。

5. 传播各种疾病　不少昆虫可充当多种疾病的传播媒介，如苍蝇可传播数十种人、畜疾病，蚤能传播鼠疫，蚊能传播疟疾、丝虫病等。

## 二、疥疮(癞疥疮)

【诊断要点】

1. 本病是由疥虫寄生在人体皮肤表皮及皮内引起的一种慢性瘙痒性皮肤病，主要是密切接触传染。任何患有持续性瘙痒的患儿都应排除疥疮。

2. 皮疹好发于指(趾)缝、腕屈侧面、肘窝、腋前缘、下腹部、腹股沟、股内侧及外生殖器等部位。

3. 在婴幼儿的手掌、跖及足趾缝里常为疥虫侵犯之处，并可侵犯头、面部。可表现为泛发性皮炎，它们可以只有一些皮肤损害或多达数千的皮肤损害。单个的隧道可由于合并有皮炎而被掩盖。

4. 基本损害为散在针尖大小的丘疹、丘疱疹及疱疹，在疱疹附近有疥虫穿掘的灰白或浅黑色线状隧道(5～15mm)，患儿自觉奇痒，尤以晚间为甚。如有继发感染，则有脓疱或疖。

5. 在婴幼儿偶可发生以大疱为主的所谓大疱性疥疮；儿童在阴囊、阴茎等处可出现淡色或红褐色，绿豆至黄豆大半球形炎性硬结节，有剧痒，称为疥疮结节或结节性疥疮。

6. 不能很好搔抓的儿童可能有上千的螨虫感染，可以形成广泛的角化，皮肤大片痂皮或苔藓样变，容易与鱼鳞病相混淆。手掌、足跖和生殖器部位角化和鳞屑明显。此种疥疮称为挪威疥。

7. 发病季节以冬季多见。病程慢性，可持续数周至数个月。如治疗不彻底，可于翌年冬季复发。

【鉴别诊断】

1. 湿疹　分布对称，多见于面部、耳、手、足、前臂部位。皮损有丘疹、丘疱疹、水疱及渗出，无固定部位。

2. 丘疹性荨麻疹　多见于暴露部位，风团样丘疹，顶端有小水疱。成批发生，数目不定，剧痒。

3. 皮肤瘙痒症　主要为皮肤瘙痒，仅见抓痕、血痂，而无原发损害。

4. 寻常痒疹　好发于四肢伸侧，为风团样丘疹，慢性经过，无传染性。

【防治】

1. 加强小儿清洁卫生，发现患儿应立即隔离治疗，家庭及集体中的患儿应同时治疗，以免交叉传染。

2. 如能及早治疗，可在1周内治愈。

3. 药物治疗

(1)婴幼儿用5%硫黄软膏涂搽；学龄儿童涂搽5%～10%硫黄软膏；青少年用10%硫黄软膏外涂。自颈以下全身涂一遍，早、晚各1次，连用3天，第4天洗澡、换衣服。衣服、被褥等要清洗、消毒、暴晒。

(2)苯甲酸苄酯乳剂：治疗前先用热水、肥皂洗澡，将脓痂等洗净后，稍用力上药搽于颈项以下的全身，有疮处多搽，无疮处少搽。婴幼儿及学龄儿童用5%～10%苯甲酸苄酯乳剂涂搽；青少年用25%～50%苯甲酸苄酯乳剂涂搽，每天早、晚各1次，连续用药3～5天。此时如尚有未愈的，可只将药涂搽于未愈部位，直至痊愈。

(3)搽药期间不洗澡、不换衣，使粘在衣服上的药也可杀灭衣服上的疥虫，将其彻底消灭。待疗程完成后洗澡、更衣，将换下的衣服、被褥、被单、枕套等应煮沸消毒，不能蒸煮的物品，可烫熨或日晒。

(4)治疗后需观察1～2周（因疖虫卵约需10天才能变为成虫），如无新损害发生，才可认为痊愈。

(5)婴幼儿禁用30%丙体666膏外涂。

## 三、头虱病

本病是由头虱长期寄生头部，反复叮咬吸血所致。本病主要由直接接触而感染，但也可通过间接接触（如梳篦、头巾、帽子、衣被等）而传染。对叮咬的反应因人而异，有的反应强，有的反应轻。一般初次叮咬时并不产生反应，经反复叮咬后即可引起敏感反应，出现瘙痒及皮疹。也有人通过长期叮咬反而不出现反应，此可谓免疫现象。

【诊断要点】

1. 常有接触性传染史，多为女童。

2. 头发上可见到深灰色的虱子和白色的虱卵（即虮子），藏于发中或紧贴发上，不易梳落。

3. 叮咬处为红色斑丘疹，瘙痒。

4. 由于搔抓可引起后颈部湿疹性皮炎及毛囊炎、疖肿、脓肿及永久性脱发，发出臭味。

5. 枕部可出现淋巴结炎。

【鉴别诊断】

1. 湿疹　参见“疥疮”部分内容。

2. 荨麻疹　皮疹为风团，出没迅速，大小不等，成批发生，每日可反复多次。

【防治】

1. 先剪去头发后用药，用氯苯乙烷（二二三）药水或50％百部酊（百部100g浸入烧酒约200ml内配成）涂遍头皮及头发，每天2次，第3天用温水、肥皂洗头，再用篦子将死虱及虱卵篦尽。

2. 将用过的篦子、帽子、头巾、枕套、床单等进行煮沸消毒。

3. 家中及集体中有虱病患者应及时进行治疗。

## 四、蚤叮咬

蚤咬伤即跳蚤咬伤，其口器分泌的毒液，可刺激皮肤引起炎症反应，跳蚤叮咬除引起皮肤损害外，亦是鼠疫及斑疹伤寒的主要传播者。

【诊断要点】

1. 叮刺后，局部出现针尖大小的瘀点，周围绕以水肿性红斑，继之呈风团样损害。儿童多呈丘疹性荨麻疹样损害，偶有水疱。皮疹多成群或呈线状排列。

2. 好发于下肢、腰部及腹部。

3. 自觉剧痒，由于搔抓可发生继发性感染。

【防治】

1. 加强环境卫生管理，彻底灭鼠。用DDT喷射剂（内含5％DDT和0.5％敌敌畏）或敌敌畏（1∶800～1∶1000）水溶液喷射于藏有蚤的墙壁或床上，密闭门窗3～4小时；或用5％马拉硫磷或石灰撒于墙脚或地板缝内。如家中饲养猫、犬，则应用上述杀虫剂喷射或撒于猫、犬栖息之所。在北方农村的土炕，应每天清扫，并喷射上述药物。

2. 睡前皮肤上涂搽樟脑油溶液或樟脑酊等，可以驱蚤。

3. 局部可用各种止痒剂，如1%鱼石脂炉甘石洗剂、5%硫黄炉甘石洗剂、玉树油或清凉油外涂。

4. 抗组胺药内服，用于反应强烈者。或麻黄连翘赤小豆汤煎服。

## 五、臭虫叮咬

臭虫在吸人血时释放出一种扩张血管的刺激性物质，可引起皮肤各种反应。

【诊断要点】

1. 叮咬处初有瘙痒而无痛，可发生荨麻疹、紫斑、水疱，皮损常排列成行。

2. 好发于踝关节、膝关节、臀部及前臂尺侧等部位。

3. 主观感觉因人而异，多以瘙痒为主。

4. 因痒而搔抓，可发生继发感染。

【防治】

1. 杀灭臭虫必须采取综合措施：挑（针挑）、泡（开水泡）、煮（开水煮）、熏（烟熏）、嵌（堵塞缝隙）、毒（药物灭虫）等各种措施配合使用。常用药物有3%敌百虫及0.3%敌敌畏等，可喷射或涂缝。中草药如10%辣椒煎剂、百部煎剂（百部50g加水100ml煎汁）可用以灭虫。

2. 也可用5%二二三煤油喷洒剂，喷洒于潜有臭虫的床缝内或墙壁的裂缝内以杀死臭虫。

3. 局部涂搽炉甘石洗剂。

## 六、蚊子叮咬

蚊是自古以来对人类危害最大的一种医学昆虫，其危害性不仅在于其能刺入吸血，妨碍睡眠，主要是蚊子除叮咬之外，还可传播疟疾、丝虫病、流行性乙型脑炎及黄热病等传染病。

【诊断要点】

1. 叮咬处刺痛，局部出现红斑、丘疹或风疹团（彩图19）。

2. 每个皮损处有一个在中央部位的针尖大小的瘀点。

3. 反应较重者局部红肿、瘀斑或坏死，伴瘙痒或灼痛感。

4. 3～5天或1周以后消退，继发感染者可迁延较久，还可伴有局部淋巴结肿大。

【鉴别诊断】

如未发现蚊子与其他昆虫叮咬伤，常很难鉴别。

【防治】

1. 应采取综合性措施。加强环境卫生，蚊子滋生地喷洒杀虫剂。灭蚊最根本的方法是排除积水及污水，以搞好环境卫生。也可用网捕或粘捕群舞的成蚊。

2. 夏、秋季采用防护用品。

3. 如已发生皮炎，切忌搔抓或外用盐水、肥皂水等，以免局部刺激，引起继发感染。

4. 治疗以局部止痒为主，可用各种止痒剂。感染化脓者可外涂0.5%新霉素软膏或酌情应用抗生素。

## 七、蜂 蜇 伤

蜂蜇伤是由蜜蜂、黄蜂、大黄蜂及土蜂尾部的毒刺刺伤皮肤所引起。蜂类尾部的毒刺均与毒腺相连，螫入后毒素通

过毒刺注入人的皮肤，引起局部或全身反应。

【诊断要点】

1. 螫刺后局部有灼痛和瘙痒，有出血性瘀点、丘疱疹或风团，重者有大片红肿或坏死，如在面部时，唇及眼睑明显水肿。

2. 多发生于暴露部位。

3. 严重者可有发热、头晕、头痛、恶心、呕吐及四肢麻木。

4. 被大黄蜂蜇伤，可引起休克、昏迷、抽搐、心跳和呼吸麻痹等，甚至死亡。

【防治】

1. 加强儿童管理、教育，不要捅蜂窝。

2. 如被蜂蜇伤，应立即拔出蜂刺。

3. 如被蜜蜂蜇伤，其毒液多为酸性，可外涂10%氨水或肥皂水；被黄蜂蜇伤，其毒液多为碱性，可外涂5%醋酸。

4. 局部红肿、疼痛明显者，可在损伤周围注射2%普鲁卡因。

5. 可用鲜马齿苋、拂耳草或鲜夏枯草等，任选一种捣烂敷患处。

6. 全身症状较重者可应用糖皮质激素。

7. 出现休克者应立即进行抢救。

【注意事项】

1. 被多蜂同时刺螯，可因中毒性休克而死亡，应高度警惕。

2. 亦有经过数日而死亡者，应及时治疗，严密观察。

## 八、蜈蚣蜇伤

蜈蚣多足，两前足各具一对毒爪与其体内的毒腺相通，其毒爪刺入皮肤时放出毒液引起皮肤的炎症反应。

【诊断要点】

1. 螫伤处皮肤有一对小出血点，周围红肿，剧烈疼痛和瘙痒。

2. 儿童被螫伤可危及生命。

3. 伴有淋巴管炎及淋巴结炎。

4. 严重者可有发热、头痛、恶心、呕吐、眩晕、谵语、惊厥等全身中毒症状。

5. 大多数患儿历时数日，炎症即可消退。偶可危及生命。

【防治】

1. 潮湿地区的灶头、床下、墙脚可定期洒石灰，以防蜈蚣隐藏。

2. 蜈蚣的毒液为酸性，被螫伤后可外涂肥皂水、3%～10%氨水、5%～10%碳酸氢钠溶液或虫咬药水(浓氨水10.0ml，薄荷脑 2.0g，香料适量，75%乙醇加至 100ml)，亦可用醋酸铝溶液湿敷。

3. 局部红肿、疼痛，应及早给予局部注射 2%普鲁卡因。

4. 全身症状明显者，可服上海蛇药或南通季德胜蛇药片。

【注意事项】

小儿被蜈蚣螫伤可因中毒而死亡，应高度重视。

## 九、蝎 螫 伤

蝎螫伤是由其尾部的毒刺刺入人体皮肤引起。蝎子可产生溶血性毒素及神经性毒素。被蝎螫伤后毒性反应的强弱，常因蝎的种类不同而异，如山蝎的毒性比家蝎强。一般

认为前者的毒性可与眼镜蛇相比。

【临床特点】

1. 溶血性毒素　被蜇部位立即疼痛难忍，继之出现潮红、肿胀、瘀斑、坏死。

2. 神经性毒素　被蜇后出现流涎、流泪、恶心、呕吐、头痛、嗜睡、高热、心悸、肺水肿、心跳和呼吸麻痹甚至死亡。

有的蝎种，如某些山蝎刺蜇后因毒素直接作用于呼吸中枢，可不引起局部肿胀，迅速出现严重中毒症状而致死。

【防治】

1. 局部冷敷，用橡皮止血带扎紧被蜇肢体的上方，尽最大可能用吸乳器或拔火罐等方法吸出毒液，必要时可采取清创手术。

2. 局部疼痛剧烈，可采用盐酸依米丁局部皮下注射于螫伤部位的近心端，可迅即镇痛，并可减轻中毒症状。此外，亦可用0.5%～1%普鲁卡因局部封闭，但效力不及前者。

3. 全身中毒症状严重者，应及时采取对症疗法抢救。注射抗蝎毒血清，可选用镇静镇痛药、注射糖皮质激素及阿托品等。

4. 居室内、床下、墙脚喷洒杀虫剂，彻底消灭家蝎。

【注意事项】

严重者可引起呼吸麻痹而死亡，不可忽视。

## 十、螨虫皮炎

小儿因装枕头的谷壳内含有螨虫，其口器刺伤皮肤所致。

【诊断要点】

1. 本病多发生于温暖、潮湿的季节。

2. 受损部位发生瘙痒性丘疱疹、荨麻疹样皮疹、水疱或脓疱，大小不等。皮疹呈红色，边界不甚清楚，疏散分布，损害的顶端常可有虫子叮刺痕迹。

3. 自觉剧痒，多为持续性，尤以晚间为甚，因搔抓可继发感染。

4. 好发于暴露部位或与螨虫接触部位，婴幼儿多发于头部、颈部和肩部。重者可遍及全身。

5. 病程有自限性，皮炎可于 1 周左右自行消退，痒感减轻，可伴颈部、腋下等局部淋巴结肿大，少数患儿可伴有发热、疲乏、气喘或腹泻等。

6. 在可疑物品上有时可查到螨虫。

【鉴别诊断】

应与丘疹性荨麻疹相鉴别。后者好发于躯干及四肢，在风团样丘疹上出现小水疱，成批发生，消退后留有痕迹。

【防治】

1. 用谷壳充作枕头时，应经常在烈日下暴晒，即可杀死螨虫。被污染的床铺、睡炕、衣物、被子、枕头、席子等分别采用杀虫剂、沸水浸泡或日晒等措施灭虫。

2. 防止儿童到谷场上玩耍。

3. 有全身症状者可口服抗组胺类药物。

4. 局部治疗，可用各种止痒剂，如含硫黄的炉甘石洗剂等，每天多次。用药同时需洗澡，更换清洁衣服。

## 十一、毒蛇咬伤

毒蛇咬伤是由于毒蛇的唇腭上有毒腺与毒牙相通，咬伤

皮肤后可引起全身中毒。

【诊断要点】

1. 有蛇咬伤史。

2. 咬伤处局部肿胀、剧痛，迅速向近心端扩展。局部可出现水疱、血疱、坏死，伤口流血不止，皮肤发绀。

3. 全身出血、溶血、贫血、黄疸、血红蛋白尿、少尿、无尿、血压下降、呼吸急促、发绀、休克甚至死亡。

4. 神经毒素局部症状较轻，仅有局部麻木感，相继发生头晕、嗜睡、吞咽困难、语言不清、肌肉麻痹、四肢瘫痪、呼吸困难、大小便失禁、高热、抽搐、昏迷，甚至呼吸肌麻痹而死亡。

【防治】

1. 局部处理。咬伤后立即在伤口近心端2～3cm处紧扎肢体，每15～20分钟放松1分钟。

2. 伤口立即用清水清洗至流出的血水变为鲜红色为止。

3. 立即用小刀在咬伤处做十字形切口扩创排毒，再用吸引器、注射器针管或拔火罐吸出毒液，在紧急情况下可用口(无口腔溃疡者)吸吮，边吸边吐，并用清水漱口，以防吸吮者中毒。

4. 若咬伤超过24小时，可在肿胀近心端针刺引流。

5. 在伤口周围或肿胀部位上方，用普鲁卡因加地塞米松做皮下环状封闭。

6. 可用各种蛇药外敷或口服。

7. 切忌用酸类或碘酊烧灼伤口，严禁冰袋冷敷。

8. 注射蛇毒血清。

9. 及时转送至就近医院进行抢救。

【注意事项】

神经毒素中毒者局部症状轻，不被重视，以致引起呼吸麻痹而死亡。

## 十二、毒蜘蛛蜇伤

毒蜘蛛蜇人时可将毒液注入皮内引起局部或全身反应。

【诊断要点】

1. 有毒蜘蛛蜇伤史，小儿反应多严重。

2. 局部肿胀疼痛，全身无力，头晕、头痛，恶心、呕吐，发热，谵妄，肌肉痉挛等。

3. 严重者出现黄疸、血尿、呼吸困难、瞳孔缩小，甚至出现休克。

4. 可出现全身皮肤、内脏广泛性出血。

【防治】

1. 立即吸出或挤出毒液。

2. 局部冷敷。

3. 严重蜇伤应于伤后在近心端结扎，扩创并吸出毒液。

4. 在伤口周围注射 3%依米丁或麻黄碱。

5. 外敷或口服各种蛇药。

6. 局部封闭。

7. 口服高剂量糖皮质激素对减轻和延缓蜘蛛咬伤后的组织损伤、坏死有效。推荐剂量为泼尼松 2mg/(kg·d)，连服 5 天。葡萄糖酸钙静脉注射。

8. 积极防治肺水肿和休克。

9. 注射抗毒蜘蛛毒血清。

【注意事项】

一般预后好，若抢救不及时可致患儿死亡。

## 十三、水蛭咬伤

水蛭别名蚂蟥或玛琪。水蛭的口吸盘吸着皮肤吸血时，能分泌一种含有水蛭素和组胺样物质的唾液，前者能阻止血液凝固，后者能使血管扩张，使伤口在一段时间内流血不止。

【诊断要点】

1. 多发生于儿童在水塘内游泳和捕捉鱼虾时，水蛭附着于皮肤上吸取血液而致伤。

2. 将水蛭取下，损伤处常流血不止，自觉疼痛。有敏感反应者，可出现风团、大疱甚至坏死，偶有过敏性休克发生。

3. 饮生水或在河塘游泳时，小的幼水蛭侵入鼻腔可引起间歇性鼻出血、鼻塞、鼻痛、流鼻涕及鼻内蠕动感等。

4. 侵入阴道可引起阴道流血不止。

5. 流血过多时，可引起患儿头晕、面色苍白、出汗、乏力、神经萎靡等贫血症状。

【防治】

1. 加强宣传教育，使儿童不在有水蛭的水塘内游泳及捕捉鱼虾。水蛭虽附着于皮肤上吸血，但不会钻入皮内。

2. 水蛭吸附在皮肤上时，将烟油或食盐涂在水蛭体上，可使水蛭松开吸盘，自行脱落。加热或涂乙醇亦可收到同样的效果。

3. 进入鼻腔或阴道内的水蛭，可涂青鱼胆、蜂蜜、香油，以使水蛭伸出体外，然后取出。亦可用2%盐酸普鲁卡因溶液加0.1%肾上腺素浸湿棉球，塞入鼻腔内，几分钟后即可取出失去活动力的水蛭。

## 十四、海蜇(水母)皮炎

海蜇皮炎是由于海蜇体内的毒素刺激人的皮肤而发炎，且可引起全身中毒症状。其毒性因水母种类不同而异。

【诊断要点】

1. 有下海与海蜇接触史。

2. 皮肤受蜇处有刺痒、麻痛或灼热感。迅速出现红斑、丘疹或荨麻疹样损害，也可出现瘀斑、水疱或大疱。

3. 皮疹的外观，多呈点状、长条状或地图形，这是因为海蜇的触手是长条形状的缘故。

4. 自觉瘙痒，可影响患儿睡眠，一般历时 1～2 周可痊愈。

5. 若全身多处被刺蜇，则可出现乏力、肌痛、呼吸急促、不安、胸闷、口渴、出汗、失眠等。对毒素敏感者，可于被刺后 2 小时左右即口吐白色或粉红色泡沫，并出现呼吸困难、肺水肿和血压下降，甚至死亡。

【防治】

1. 下海遇见海蜇，避免用手直接推移或托捧。接触毒液立即用肥皂水或海水冲洗可以减轻疾病。游泳前外用防晒霜可以防止海蜇叮咬。

2. 局部可用收敛剂，如明矾水冷敷或外涂 1％鱼石脂炉甘石洗剂及各种止痒软膏等以消炎、止痒，亦可用 1％氨水或 10％碳酸氢钠溶液冷敷。外用含有木瓜蛋白酶的制剂对缓解症状有效。10％葡萄糖酸钙静脉注射亦有效。海蜇皮炎后的色素沉着需要数月才能消退。这种疾病是自限性疾

病并可以消退。

3. 病情严重者，应送医院抢救，并予输液，以加速毒素排泄。

【注意事项】

对海蜇毒素敏感者，可致死亡。

## 十五、桑毛虫皮炎

桑毛虫皮炎是由于桑毛虫的毒毛粘到小儿身上，刺伤皮肤所致的皮炎。因其毒毛又轻又小，极易从虫体上脱落，随风飘扬而侵入人体。

【诊断要点】

1. 多发生于炎热、干旱、风大的夏、秋季。接触毒毛至发病的时间，一般短至 10 分钟，长至 12 小时。

2. 发病部位与体表的暴露情况有密切关系，多发生于颈部、肩部、背部、上胸及四肢的屈侧皮肤。笔者曾见一婴儿，因所用尿布在室外暴晒时粘上毒毛而在臀部发生皮疹。

3. 皮损为大小不等的水肿性斑丘疹、风团或丘疱疹，顶端常有一毒毛刺痕迹，数目一般不多，一个部位常只有几个至十几个，多疏散分布，数目较多而密集或成群的少见。

4. 自觉奇痒，尤以晚间入睡前为甚。

5. 病程一般在 1 周左右，较久者可达 2 周。如反复接触毒毛或经常搔抓，则病程往往可达 2～3 周及以上。有的皮疹已消退，再经搔抓等刺激后，也可引起复发。

【防治】

1. 治疗原则：以尽可能地及早粘去皮疹上的毒毛，外涂消炎止痒药和避免再刺激为主。采用橡皮膏和透明胶纸在皮疹上反复粘贴数次以粘去毒毛。局部亦可涂搽炉甘石洗剂等消炎止痒剂。皮损广泛且剧痒者,可内服抗组胺类药物或以清热解毒为主的中草药煎剂。

2. 及早消灭越冬和早春的桑毛虫。

3. 教育儿童不要在有桑毛虫的树下或树上玩耍。

4. 避免在有桑毛虫的树荫下纳凉、晒衣被或尿布。

5. 住房附近如有桑毛虫发生,每遇到刮大风时,宜将迎风的门窗关闭,以避免毒毛吹入。

## 十六、刺毛虫皮炎

刺毛虫的幼虫俗称“八角虫”或“洋辣子”。其全身有无数针状细毛,内含碱性毒液,刺入皮肤而发病。大多发生在6～9月份间刺毛虫盛发期。

【诊断要点】

1. 以炎热的夏季多见。

2. 多发生于在树下纳凉或嬉戏的儿童。

3. 发病前有刺毛虫接触史。

4. 皮疹多发生于面部、颈部、手部、前臂等外露部位,但亦可发生于其他部位。

5. 在刺伤部位的中心,局部发生一米粒至豌豆大或更大的荨麻疹样皮疹或较大的肿胀,周围可有边界不清的红晕。此红晕经6～7小时后即行消失,遗留下米至黄豆大的红色斑丘疹,时时作痒。又可引起搔抓和刺痛,以致反复发作。痛虽轻但颇感不适。同时其斑丘疹又可转化为风团样反应。这样反复发作,1～2周才能完全消失。偶可发生水疱,但较少见。

6. 当被刺毛刺伤后，初感瘙痒、刺痛，如火灼感，久则外痒内痛。

【防治】

1. 在刺毛刚进入皮肤时，可用橡皮膏或胶布粘贴患处，并立即取下，如此反复数次，可将未深入皮内的部分刺毛拔出。

2. 局部外涂镇痛、止痒剂，如1%鱼石脂炉甘石洗剂。皮疹较多且密集在一处时，可用1%盐酸依米丁水溶液3ml在患处近心端部位做皮下注射，可迅速见效。

3. 在6～9月份间刺毛虫盛发期，可于树上喷洒药物灭虫。用0.1%敌百虫水溶液喷射即可。

4. 教育幼儿不要在树下玩耍、纳凉。

## 十七、蛲虫病

本病感染较为普遍，蛲虫寄生于人体小肠下段和大肠内，雌虫常在夜间爬出肛门，在肛门皮肤皱襞处产卵，因之引起肛门奇痒。

【诊断要点】

1. 手将虫卵从肛门带至口部常为自身反复感染的主要途径。

2. 以夜间肛门口及阴部奇痒为主要特征。由于经常搔抓，可引起抓痕、血痂，甚至继发感染，病久者局部可出现湿疹样改变。偶可引起局部荨麻疹反应。

3. 患儿往往同时伴有不安、失眠、易激动或遗尿等症状。

4. 从肛门周围的皮肤皱襞处直接采集标本找到虫卵即

可确诊。

【防治】

1. 采取适当的预防措施，避免重复感染可自愈（蛲虫在人体内的寿命一般不超过 2 个月）。

2. 内服恩波吡维铵（扑蛲灵）（每次 5～7.5mg/kg，睡前顿服。间隔 2～3 周后再服，可反复应用 2～3 次，以防复发）或哌嗪（驱蛔灵）（每天 0.06g/kg，分 2 次口服，连服 7～10 天），有良效。

3. 其他如使君子粉、四咪唑等亦有较好的驱虫效果。

4. 局部可搽 10％鹤虱膏或雄黄百部膏等以杀虫、止痒。

# 第 8 章　物理性皮肤病

物理性皮肤病是由于物理因素所引起的皮肤病，如温度、光线、放射线的照射，机械摩擦、压迫和刺激等均可引起此类疾病。

## 一、日光白斑

日光照射后患儿皮肤上出现不易消失的淡白斑。

【诊断要点】

1. 日光照射后患儿皮肤发红、色素增加及脱皮，渐变为淡白色斑点。

2. 数周后色素沉着减轻，白斑不明显。

3. 数月后白斑明显。

4. 好发于面部、胸部、背部及上肢。

【防治】

患儿多无自觉症状，无须治疗。

## 二、日晒斑(晒斑)

【诊断要点】

1. 多见于春、夏季节，任何年龄均可发病。

2. 日晒后 4～6 小时出现，12～24 小时达高峰。暴露部位的皮肤出现大片鲜红色斑片、水肿；重者出现水疱、大疱，边缘清楚，灼痛或剧痛伴瘙痒。

3. 日晒伤广泛而严重者可出现发热、心悸、头痛、恶心、呕吐等全身症状。

4. 1～2 日后红斑消退，遗留脱屑或色素沉着，重者需 1 周恢复。

【鉴别诊断】

1. *接触性皮炎*　有致敏物接触史，皮损与日晒无关。

2. *烟酸缺乏病*　本病有神经系统、胃肠系统及皮肤损伤等，烟酸治疗有效。

【防治】

1. 对症处理，无须特殊治疗。

2. 经常参加户外活动，增强皮肤对日晒的耐受能力。

3. 对日晒反应较强的人外出时应注意防护，并可在晒前 15 分钟在暴露部位涂搽遮光剂，如 5%二氧化钛霜等。

4. 局部治疗可用炉甘石洗剂，重者可用 3%硼酸溶液或生理盐水冷湿敷。亦可用皮质激素类霜剂或吲哚美辛溶液等。

5. 有全身症状者，可口服抗组胺药及其他对症治疗。

## 三、多形性日光疹

本病为反复发作的具有多形性皮损的慢性光感性皮肤病，一般认为致病光谱主要是中波紫外线。

【诊断要点】

1. 春、夏季多见，反复发作，可持续多年。

2. 多见于面部、颈部、手背、前臂伸侧等部位，对称分

布。

3. 不同患儿皮疹的形态可不相同，有红斑、丘疹、水疱、风团、荨麻疹、痒疹及红斑狼疮样等。

4. 每于照射后皮损加重，痒感加剧，避光后好转。

5. 病程慢性，可反复发作。

【鉴别诊断】

1. 湿疹　皮损呈多形性，与日光照射无关。

2. 多形性红斑　红斑多限于手、足，春季易发，与日晒无关。

【防治】

1. 基本原则是在发病季节限制和尽可能避免日晒。对日光敏感者，应采取防光措施，避免日光暴晒或外涂皮肤防光剂。在发病季节前需要让皮肤逐步增加日晒量以提高耐受力。

2. 局部光谱遮光剂是控制症状、预防复发的主要措施。口服抗组胺药，如苯海拉明、氯苯那敏等。皮疹严重者可短期使用皮质类固醇激素，皮疹控制后即减量停药。

3. 皮损按类型对症处理。需注意避免使用焦油类等潜在光敏物质。局部可涂止痒剂或皮质激素乳剂等。

## 四、光化性痒疹

本病又称夏令痒疹，是一种发生于青春期前儿童，损害以丘疹、结节为主的特发性光敏性皮肤病。

【诊断要点】

1. 发病多为青春期前儿童，通常在10岁左右，女孩多见。到青春期年龄可逐渐消退或持续到青春期后多年。

2. 发病与日光的关系可能不明显，但多在夏季加剧，冬季可缓解，但也不是明显好转。

3. 皮损主要累及面部，特别是鼻和颊部及手背等暴露区，前额头发遮盖处清楚可见无损害。

4. 皮损为淡红到红色的小丘疹和结节，偶见淡黄色小水疱，瘙痒明显，常被抓破、擦烂，有渗出、结痂等湿疹化表现，手背损害多呈苔藓样变。

5. 面部损害愈后可留微小凹陷或线形瘢痕。唇炎特别是下唇损害多见。

【鉴别诊断】

1. *多形性日光疹*　发病与日晒关系明确，呈急性间歇性发作，不同于本病的持续发病过程以及冬季也常不见好转。且无明显家族史。

2. *痘疮样水疱病*　皮损主要是水疱和痘疮，有灼痛感，继日晒后分批陆续出现，损害局限于曝光部位，男孩多见。

【防治】

1. 避免日晒及局部遮光剂的应用常不能控制本病。

2. 皮损处外用含有遮光剂的皮质激素制剂可能有效。

3. 部分患儿口服羟氯喹似乎有效。

4. 某些患儿可采用补骨脂素联合使用 A 波紫外线暴露疗法或中波紫外线疗法。

5. 间歇小剂量口服沙利度胺(反应停)均有明显疗效，每日剂量儿童为 50mg，但需谨慎使用，以免周围神经病变的不良反应。

## 五、痱　子

痱子(汗疹或红粟疹)是由于外界气温增高而湿度大时，

皮肤出汗过多且挥发不畅，导致汗孔堵塞，汗管破裂，汗液外溢渗入周围组织引起皮肤出现的小水疱或丘疱疹。痱子分为白痱、红痱和脓痱。

【诊断要点】

1. 白痱（晶状粟粒疹）

（1）皮肤表现为针尖大小、非炎症性、表浅性小水疱，半透明，壁极薄，轻擦易破。

（2）多于1～2日吸收，干燥，有极薄的脱屑，密集分布于前额、颈部、胸部、背部及手臂屈侧等处。

（3）常见于新生儿，儿童突然大汗或暴晒之后均可发生。

2. 红痱（红色粟粒疹、红色汗疹）

（1）皮肤表现为突然发生、迅速增多的红色小丘疹或丘疱疹，周围有红晕，散发或融合成片。

（2）多见于婴幼儿及儿童。

（3）好发于面部、颈部、胸部及皮肤皱褶处，自觉刺痒、灼热和刺痛，患儿烦躁不安，遇热后加重。

3. 脓痱

（1）痱子顶端有针尖大小的浅表性小脓肿，以汗腺为中心，破溃后可继发感染。

（2）好发于小儿头皮、皮肤皱褶、四肢屈侧或会阴部。

（3）小儿头部继发感染形成小脓肿即为脓痱。

【防治】

1. 炎热季节保持室内通风、适温、凉爽，宜穿宽大、单层布料的衣服。

2. 保持皮肤清洁、干燥，勤洗澡，勤换衣裤，儿童应避免在烈日下玩耍。

3. 婴幼儿要注意喂水，勤换体位。多汗部位常撒些爽身粉、扑粉，以吸取汗水。外用1%鱼石脂炉甘石洗剂，每天多次。

4. 忌用碱性肥皂洗澡。

5. 可用各种痱子粉或各种止痒剂局部治疗。脓痱时可用1∶8000高锰酸钾溶液外洗。

6. 有继发感染者可适当口服或外用抗生素。

## 六、摩擦红斑

本病又称擦烂红斑、间擦疹。摩擦红斑是皮肤的皱襞部位由于温暖、潮湿、互相摩擦等刺激引起的皮炎。

【诊断要点】

1. 肥胖的婴幼儿多见。

2. 好发于容易摩擦或污秽排出物容易滞积的皮肤天然皱襞部位，如颈部、腹股沟、肛周、关节屈面、指(趾)缝等处。

3. 初起，皮损为局限性鲜红或暗红色，边界清楚，呈水肿性斑片(彩图20)。

4. 若处理及时，皮损可很快消退，否则炎症继续进展，可出现丘疹、水疱，以致糜烂渗出，严重者还可发展成溃疡。

5. 自觉瘙痒、灼热，重者有疼痛感。

【鉴别诊断】

1. *湿疹*　损害不局限于褶皱部位，患处可见红斑、丘疹、水疱等多形性皮疹，边缘常不明显。

2. *念珠菌病*　一般不难诊断，但发生于小儿颈部、阴部、股部褶皱部位等处的念珠菌病，有时颇似摩擦红斑；但皮损周围常有散在的、顶平而圆形的针尖大小的丘疹，常有环

状白色鳞屑。

【防治】

1. 早期红斑阶段治疗多用扑粉(如由氧化锌、滑石粉、淀粉配成的扑粉)。

2. 如瘙痒重可加 1%薄荷和 2%～5%樟脑，每天扑多次，以保持局部干燥。

3. 避免用肥皂热水洗擦，避免用软膏。

4. 如已发生糜烂或渗液较多时，可用 3%硼酸溶液湿敷，每天换 3～4 次，待干燥或渗液减少时，改用 0.5%新霉素，3%松溜油糊剂外用。

5. 若继发细菌感染或念珠菌感染，应及时选用有效抗生素或制霉菌素制剂。

6. 预防为经常保持皮肤皱襞部位的清洁与干燥，最简单的方法是清洁后扑粉。

## 七、冻　疮

小儿在寒冷、潮湿的环境下，肢体末端及耳、鼻发生的皮肤炎症。

【诊断要点】

1. 好发于手背、手指伸面、足跟、外耳、鼻尖及小腿下部，呈对称性分布。

2. 初期皮肤苍白，相继出现紫斑或肿块。先有麻木感，继而发痒、肿胀、灼热感，遇热加重。

3. 重者肿胀加剧，出现水疱，破溃后形成溃疡。疼痛明显，继发感染可致化脓及结痂。

4. 严重冻疮患儿发生并发症，最常见的并发症是局部创面坏死组织的感染，如急性淋巴管和淋巴结炎、急性蜂窝织炎、丹毒等。较重的则有破伤风、气性坏疽和败血症。此外，尚有少数患儿并发肺炎、心包炎、肾盂肾炎和关节炎等。

5. 病程较长，冬季易复发。

【鉴别诊断】

应与多形性红斑鉴别，多形性红斑多见于春、秋季发病，皮疹多呈多形性，有典型的虹膜样损害。

【防治】

1. 入冬后应注意给小儿保暖，手套、鞋袜不宜过紧。

2. 年长儿童应加强体育锻炼及营养，给予高热能、高维生素饮食，以增强耐寒能力。

3. 患处要戴手套，穿厚袜、棉鞋，戴护耳帽或耳罩，局部进行按摩。

4. 局部治疗。

(1)早期无水疱者可涂 70%蜂蜜、30%猪油软膏。

(2)水疱未破者可涂冻疮膏、樟脑酊或维生素 E 软膏。

(3)溃破者可涂 0.5%新霉素软膏。

5. 全身治疗。

(1)口服血管扩张药，如烟酸或烟酰胺、硝苯地平及复方丹参片等。

(2)抗组胺类药。

(3)维生素 E 等。

6. 感觉过敏、剧痛、关节僵硬、水肿等冻伤后遗症可用针灸疗法、物理疗法和交感神经节封闭法等治疗。

## 八、痘疮样水疱病

痘疮样水疱病又称种痘样水疱病，是一种自幼年发病，以水疱为主要皮损的特发性光感性皮肤病，愈后遗留瘢痕。

【诊断要点】

1. 发病自幼年开始，一般 2～3 岁，男孩多见，在成长过程中症状减轻，到青春期多可缓解或停止发作。

2. 夏季加重，冬季缓解，可有家族史。

3. 初起皮肤表现为红斑、丘疹，迅速变成水疱，小如针尖，大到黄豆，往往成群，也可散发，有的水疱中央可有脐形凹陷，周围有轻度炎性红晕，类似种痘发生的水疱。3～4 天后干燥或破溃结痂，严重者可有坏死、结黑痂，脱落后形成凹陷性瘢痕，甚至残毁畸形。

4. 皮损好发于易受日光直接照射的部位，如颧突、额部、鼻梁、口唇、耳郭及手背等。皮损出现前往往先有灼痛或灼热感，有时伴痒感，可同时伴发角膜炎、结膜炎而影响视力，也有指甲畸形、脱发者。全身症状即使有也较轻。

【鉴别诊断】

1. 本病好发于儿童和愈后遗有瘢痕，不同于多形性日光疹之丘疱疹型。

2. 与夏令痒疹及伴夏令痒疹的遗传过敏性皮炎也需鉴别，夏令痒疹皮疹分布较广泛，可见于面部、颈部、四肢和臀部等处，皮损为丘疹及小结节，日久可呈苔藓样变，愈后无瘢痕，常迁延多年。

【防治】

1. 在春、夏发病季节，注意尽可能避免日光暴露以减轻症状和瘢痕形成。

2. 皮疹局部应对症处理，并积极防止继发细菌感染。

3. 多数患儿口服羟氯喹或氨苯砜并配合 B 族维生素等

有效。

## 九、摩擦性苔藓样疹

摩擦性苔藓样疹又称幼年性丘疹性皮炎，是学龄前儿童在夏、秋季节的一种多发性皮肤病。发病与接触某些物品及摩擦有关，如玩泥沙者易患此病。

【诊断要点】

1. 好发于学龄儿童，夏、秋季节易发。

2. 典型皮疹为针尖至米粒大小、正常皮色或淡红色、圆形、扁平稍隆起的丘疹，数目较多，呈轻度苔藓样变，其周围有散在丘疹，有时丘疹表面有糠秕状鳞屑。

3. 好发于易摩擦部位，如手背、手腕、肘关节、前臂、上臂、膝关节及大腿，多呈对称分布。

4. 一般无自觉症状，有的有轻痒感。

【鉴别诊断】

1. 接触性皮炎　为急性炎症表现，红肿明显，可有水疱，自觉症状重。

2. 小儿丘疹性肢端皮炎　为病毒感染所致，发疹较广泛，皮疹较大而扁平，可伴表浅淋巴结肿大及肝炎表现。

【防治】

1. 注意保护皮肤，避免不良刺激和摩擦，如玩泥沙等。

2. 对症治疗，局部可用各种止痒剂。如炉甘石洗剂及各种皮质类固醇激素霜剂。

3. 皮疹瘙痒明显者可服用抗组胺类药物，如苯海拉明糖浆及马来酸氯苯那敏等。

## 十、植物日光下皮炎(紫外线过敏性皮炎)

植物日光下皮炎(紫外线过敏性皮炎)是指摄食或接触某些植物后,面部、手背等暴露部位经日光照射引起一种光感性皮炎。

【诊断要点】

1. 多见于农村的年长儿及儿童。

2. 有食野生植物的历史,集中于每年的 3～8 月份。

3. 多在进食后 1～3 天发病。

4. 初起为面部及手、足等暴露部位有麻木感。皮肤呈非凹陷性水肿、疼痛、瘙痒,并呈向心性发展。头、面部肿胀,两眼裂成缝,口唇厚而外翻,口水外流。

5. 严重者皮肤出现瘀斑、水疱、血疱、坏死,喉部水肿者可出现呼吸困难、窒息。

6. 全身症状不明显,可有轻度发热。

7. 病程有自限性,水肿于 1 周左右、水疱于 2 周左右、瘀斑于 3 周左右消退。

8. 外周血白细胞总数及嗜酸性细胞增高。

【鉴别诊断】

应与血管性水肿相鉴别,后者多为突然发生局限性水肿,多在口唇及眼睑,但无水疱及血疱,病程短,2～3 天可自行消退。

【防治】

1. 勿食大量野生植物,食用时应先煮后洗,勤换水,再加热食用。

2. 对植物过敏者,食后应避免日光照射,不可再食用。

3. 小儿外出应避免日光直接照射。

4. 口服药，如苯海拉明、异丙嗪等；硫酸镁导泻；大量钙剂、维生素C、B族维生素或利尿药。

5. 水疱破损时，可外涂甲紫或0.5%新霉素软膏，以防继发感染。

## 十一、菠萝过敏症

菠萝过敏症是由于菠萝蛋白酸所致的疾病。

【诊断要点】

1. 多于进食菠萝后10～60分钟发病。

2. 出现急性阵发性、进行性腹部绞痛，伴有恶心、呕吐、腹泻，多为稀便或水样便，无里急后重。

3. 皮肤瘙痒、潮红、荨麻疹，四肢、口唇麻木，多汗。

4. 严重者呼吸困难、休克、昏迷。

【防治】

1. 对菠萝过敏的小儿，应严禁食用菠萝。

2. 将新鲜菠萝切片，用盐水浸泡或煮沸，以破坏菠萝蛋白酸，可预防过敏。

3. 立即皮下注射0.1%肾上腺素0.01～0.02ml/kg。

4. 可将氢化可的松或地塞米松加入5%葡萄糖溶液内静脉滴注。

5. 可催吐、洗胃及洗肠。

6. 给予抗组胺类药物。

7. 积极抢救休克和呼吸衰竭。

## 十二、触电与雷击

触电或雷击是指小儿玩弄电器，误触断落的电线或高压

线，或雷雨时被雷电击中的意外。

【诊断要点】

1. 全身反应　身体弹跳、摔倒而脱离电源；或身体紧贴电源出现严重的电休克或呼吸及心跳停止。

2. 局部灼伤　可见接触电源的组织发生严重的灼伤。0.5～2cm，半圆形或蚕豆样黄色或褐色干燥灼伤或水疱，界线清楚，甚至皮肤炭化，肌肉和骨骼断裂。

3. 其他损伤　皮肤出血，肌肉麻痹或痉挛，或摔伤，或骨折及内脏损伤。

【预防】

1. 家长应掌握安全用电的原理及方法，了解触电的危险。

2. 及时检修易发生触电的电器，消除隐患。

3. 教育儿童勿玩弄灯头、插座、电线和电器等，室内插座应安装在儿童摸不到的地方。

4. 雷雨时严禁在大树下、电线杆旁或高屋墙檐下避雨，以免雷击。

【治疗】

1. 脱离电源：用干燥木棍、竹竿挑开电线，或将触电者剥离开电源，或关闭电门、拉开闸门等。绝不可用手直接去推或拉触电者，以防自身触电。

2. 呼吸及心跳停止者，应立即进行口对口人工呼吸。

3. 可给予呼吸兴奋药，如0.1%肾上腺素静脉注射。

4. 在不停止抢救的情况下，可将患儿转送至就近医院进行抢救。

# 第9章　营养内分泌代谢性皮肤病

## 一、营养不良性水肿

营养不良性水肿（低蛋白血症）是一种营养缺乏的表现。

【诊断要点】

1. 早期表现有生长发育落后、消瘦、无力、怕冷及厌食等。

2. 下肢、足背呈对称性显著水肿，久病者可能于股部、腰骶部，以及外生殖器、手背及上臂均出现显著凹陷性水肿。而面部水肿则无凹陷。

3. 精神抑郁，皮肤干燥，失去弹性，易生褥疮，毛发干燥、易脱落。

4. 易继发感染，血浆蛋白降低。

5. 常并发维生素A缺乏病和贫血。

【鉴别诊断】

1. 肾病性水肿　水肿开始于眼睑及面部，清晨重，下午轻。

2. 心脏病性水肿　水肿开始于下肢，清晨或休息后减轻，下午或劳累后加重。

3. 血管性水肿　水肿为局限性、复发性或与药物、食物

等因素有关。

4. 肝病性水肿　既往有肝炎病史，伴有肝和(或)脾大，有出血倾向，血浆蛋白及清蛋白显著降低等。

【防治】

1. 要合理喂养，断奶后应补给鸡蛋、鸡血、豆浆、豆腐及鱼粉等。

2. 补充新鲜蔬菜和富含维生素的食品。

3. 严防各种传染病。

4. 患慢性疾病时，应供给足够的热能及蛋白质饮食，防止饥饿。

5. 重症者应卧床休息。

6. 供给蛋白质饮食，以年龄、食欲与并发症的性质而决定其用量。

7. 严重营养不良患儿，切忌骤加大量蛋白质，以免引起消化不良。

8. 婴儿期应加用牛奶、鸡蛋、豆制代乳品，儿童可加豆腐、肉类、肝类及动物血类食物。

9. 严重水肿者应短期限制食盐。

10. 患儿一般状态改善后可少量多次输入血浆，婴儿每次 25～50ml，儿童每次 100ml。

【注意事项】

1. 婴儿期因皮肤弹性良好，轻度水肿不易诊断，如体重在一天内增加几百克，是水肿的明显标志。

2. 严重水肿患儿，开始治疗时切忌大量输液、输血浆或输血，以防心脏负担过重而导致急性心力衰竭。

## 二、维生素 A 缺乏病

维生素 A 缺乏病又称蟾皮症，是因体内缺乏维生素 A 而引起的全身疾病，在边远地区并非少见。慢性腹泻、肝胆疾病以及重症消耗性疾病等也可使维生素 A 缺乏。

【诊断要点】

1. 夜盲是最早出现的症状，伴有结膜干燥斑，角膜干燥、混浊、溃疡、穿孔以致失明。

2. 自觉眼干、怕光，泪液减少。

3. 皮肤干燥、角化增生、脱屑，抚摸时有鸡皮疙瘩或粗砂样感觉，甚者似黑头粉刺，但无炎症现象，以四肢伸侧及肩部为甚。

4. 甲变脆并有纵沟、横纹或小凹点，无光泽、易折裂。毛发干燥、质脆、易脱落。

5. 易引起呼吸道感染和脓尿、食欲缺乏、呕吐、贫血、体格发育迟缓等。

6. 患儿血维生素 A 含量明显低于正常儿童。

【鉴别诊断】

1. 毛发周围角化症　好发于四肢伸侧，无显著炎症的、散在的毛囊角化性丘疹，伴有角质栓，无眼部症状。

2. 毛发红糠疹　皮肤损害为炎性毛囊角质性丘疹，质硬，可融合成片，表面有糠秕状鳞屑，伴有掌跖角化等症。头面部有皮脂溢出性皮炎。

3. 小棘苔藓　为片状分布的密集成群的毛囊性丘疹。成批出现有明显的界线，丘疹顶端有一根丝状角质小棘。惯发于颈部、股外侧、臀外侧等部位。无其他伴发症状。

【防治】

1. 孕妇应多食富含维生素 A 的食物。

2. 提倡母乳喂养或给予含脂的牛奶、豆类食品、蛋黄、胡萝卜泥等。

3. 改善饮食和烹饪方法，及时给予菠菜汤、番茄汁等。

4. 给予鱼肝油丸或维生素 A 制剂，每日 5 万 U，口服。重者肌内注射或同时口服 β 胡萝卜素和维生素 E。

5. 保护眼睛，积极局部治疗。

6. 皮肤损害可给予尿素软膏或 0.05%～0.1%维 A 酸软膏、15%～30%尿素酯。

7. 寻找病因并予以治疗，如肝病、慢性消化道疾病等。

【注意事项】

滥用维生素 A 浓缩剂可使小儿中毒，严重者可致死亡。

## 三、维生素 $B_1$ 缺乏病

维生素 $B_1$（硫胺素）缺乏病（脚气病），是因体内缺乏维生素 $B_1$ 而引起的疾病。

【诊断要点】

1. 急性发病，突然发作，病情危重。

2. 早期有面色苍白、烦躁不安和水肿等表现。

3. 水肿初起于胫前区，较重者双侧下肢及面部水肿，严重者可出现全身水肿。

4. 可伴有消化不良、末梢神经炎、急性心力衰竭等。

5. 先天性脚气病，患儿出生时即可见全身水肿、体温低下、吸吮无力、反复呕吐、终日嗜睡。

6. 可有维生素 $B_1$ 缺乏的病史。

7. 小儿可出现皮肤感觉过敏或迟钝。

【鉴别诊断】

参见本章"一、营养不良性水肿"。

【防治】

1. 加强粮食加工的卫生监督和指导,防止谷物碾磨中维生素 $B_1$ 过多损耗。

2. 强调食物品种多样化及平衡性膳食。

3. 孕妇、乳母、青少年宜添加富含维生素 $B_1$ 的食品(如猪肉、猪肝、大豆)。

4. 在脚气病流行地区,母、婴可服预防量的维生素 $B_1$,婴儿为每天 0.5mg。儿童为每天 1～1.5mg,孕妇和乳母为每天 2～3mg。

5. 治疗:第 1 周,每天给予维生素 $B_1$ 10mg。第 2 周,每天给维生素 $B_1$ 3～5mg。且乳母同时治疗。

6. 口服复合维生素 B 和酵母片。

【注意事项】

1. 严重型脚气病患者可突然死亡,必须尽快抢救。

2. 肾上腺糖皮质激素可使病情迅速恶化,故应禁用。

## 四、维生素 $B_2$ 缺乏病

维生素 $B_2$ 缺乏病又名燕口疮或口吻疮,是由于各种原因造成体内缺乏维生素 $B_2$(即核黄素)而表现出的口腔和外生殖器的综合征。

【诊断要点】

1. 口角炎:初起时口角湿润、发白、糜烂,渐生裂沟,一侧较重,两侧均有,张口时易出血。

2. 唇炎：唇黏膜呈鲜红色，唇裂增多，易出血或血痂。

3. 舌炎：舌表现为舌尖部或中部鲜红色，重者整个舌面肿胀，早期舌乳头肥厚，晚期萎缩，舌中部可有沟纹，疼痛且味觉减退。

4. 可有结膜炎、角膜炎、睑缘炎等。

5. 皮肤表现为面部皮肤干燥，鼻唇沟处有鳞屑，但无脂溢性皮炎表现。

6. 阴囊皮炎：可表现有阴囊中缝一侧或双侧对称的红斑或淡红斑，边界清楚，表面可有发亮或覆盖棕灰色或灰白色鳞屑或痂皮。触之皮肤粗糙、肥厚。亦可为成片散发的针尖至大豆大的丘疹，上覆灰白色或褐色鳞屑或痂皮，有瘙痒感。

7. 血清及尿内维生素 $B_2$ 含量及排出量减少。

【鉴别诊断】

1. 阴囊湿疹　阴囊皮肤有红斑，局部肿胀，有显著浸润、肥厚、皱纹深阔，可有糜烂、渗出、结痂、色素沉着等。主观奇痒。无口、舌、眼症状。

2. 脂溢性皮炎　参见第13章之“脂溢性皮炎”一节。

3. 维生素A缺乏症　有夜盲，结膜、角膜干燥，眼泪减少。

【防治】

1. 注意饮食的烹调法，如蔬菜先洗后切，以免维生素 $B_2$ 丢失。及时补充富含维生素 $B_2$ 和其他B族维生素的食物，如酵母、动物肝、乳制品、蛋、猪肉等。

2. 维生素 $B_2$ 5～10mg，每天2～3次，口服，亦可肌内注射；或给予长效维生素 $B_2$ 125mg，肌内注射1次，同时给予复合维生素 B 或酵母片口服。

3．局部根据皮损对症处理：如阴囊皮炎可给予复合康纳乐霜剂等外涂。口角炎难愈时可给予 1%硝酸银溶液外涂等。

【注意事项】

接受光疗的新生儿和进行血液透析疗法或长期静脉营养治疗的小儿，应及时补充维生素 $B_2$，以预防医源性维生素 $B_2$ 缺乏病。

## 五、烟酸缺乏病

烟酸缺乏病（癞皮病、糙皮病、陪拉格病）是由于体内缺乏烟酸或烟酰胺而引起的以皮肤黏膜、消化系统和神经精神系统为主要表现的疾病。

【诊断要点】

1．早期出现厌食、乏力，四肢有灼热及麻木感。消化系统表现食欲缺乏、恶心，多数患儿有腹泻，少数患儿可有便秘，并可有里急后重。

2．皮肤损害常先自日光照射的部位开始，如手背、颜面等处出现边界清楚的似日晒红斑样损害，迅速扩大，色变暗红或暗褐色或黑色，重者有大疱或瘀斑。很快皮损变干燥、粗糙、过度角化、脱屑。反复发作后皮肤粗糙、肥厚或萎缩。可对光敏感。自觉灼热、瘙痒。皮疹常夏季发作或加剧，冬季减轻或消失。婴儿可多见于臀部、阴囊、阴唇及肛门处。与正常皮肤界限分明。

3．严重者可出现水疱，破溃后易继发感染，痊愈后有大片脱皮。

4. 可有口腔炎、舌炎和恶心、呕吐、腹泻等症状，舌乳头萎缩，呈地图舌。

5. 神经精神症状表现为神经衰弱如头晕、记忆力减退等。四肢远端感觉减退，肌力减退，严重者可出现痴呆、昏迷或谵妄等。以上 3 类症状以皮肤黏膜损害最为显著，三者可先后出现或神经精神症状不明显。

6. 出现手、足灼热感及麻木等周围神经炎表现。

7. 本病可伴发 B 族维生素缺乏病及营养不良症。

8. 血清烟酸含量降低。

【鉴别诊断】

1. 接触性皮炎：有致敏物质接触史，皮炎多出现在接触部位，皮损为水肿性鲜红斑，上可有水疱、大疱，甚至血疱。本病无其他系统受累症状，除去过敏物质后皮损很快即可痊愈。

2. 蔬菜日光性皮炎：有进食某些蔬菜类和日晒史，多春季发病，皮损为弥漫性实质性水肿，伴瘀点和瘀斑，自觉麻木和疼痛。无其他系统疾病。

3. 迟发型皮肤卟啉症：有化学物质或药物接触史或长期饮酒史，无消化道和神经系统症状，组织病理有特异性。

4. 其他尚需与晒斑等鉴别。

5. 药物性皮炎：有明确的服药史，停药后皮炎逐渐消失，无消化系统症状。

【防治】

1. 积极治疗慢性消耗性疾病，及时调整食物品种。

2. 婴儿、孕妇及乳母要供给动物性蛋白质，如猪肝、牛肉、猪肉、牛奶、大豆等。

3. 婴儿每日需要烟酸 8mg，儿童及青少年每日需要10～20mg。

4. 治疗剂量：烟酸，每次 20～100mg，每日 2～3 次，口服。必要时可肌内注射或静脉滴注。

5. 局部病损皮肤应涂搽软膏并包扎，避免日光照射。

6. 应同时补充 B 族维生素或酵母片。

7. 对消化道症状（如腹泻等）和神经精神症状给予相应的对症处理。

【注意事项】

1. 本病易合并缺铁性贫血，用铁剂或烟酸治疗有效。

2. 口服烟酸 30 分钟可出现皮肤潮红、发热、瘙痒、恶心、呕吐、心悸或荨麻疹等。饭后服用可减少上述不良反应。

3. 有严重神经精神症状者预后较差，若治疗不及时，病死率可达 15％～50％。

## 六、维生素 $B_6$ 缺乏症

维生素 $B_6$ 缺乏症是由于食物烹调不当或食品过于单调所致。

【诊断要点】

1. 婴儿出现神经过敏、兴奋不安、频繁抽搐，多为全身性发作。

2. 儿童出现抑郁、嗜睡、智力迟钝、感觉不灵敏。

3. 可表现末梢神经炎症状。

4. 多伴发脂溢性皮炎、脱屑性皮炎、口腔炎、舌炎及眼睑炎等。

5. 同时出现恶心、呕吐、食欲缺乏、腹泻、消瘦及贫血。

【鉴别诊断】

1. 低钙血症　低钙所致的手、足搐搦，多为一组或多组肌群抽搐，患儿指掌关节屈曲、并拢，如助产士手样，患儿意识清楚。

2. 低血糖　多见于体重较轻者，其母患有糖尿病或妊娠高血压综合征，患儿苍白、出汗、软弱无力、昏睡、昏迷。血糖低于正常。

【防治】

1. 注意膳食平衡，进食高蛋白食物时，应补充维生素 $B_6$。

2. 肌内注射维生素 $B_6$ 100mg，即可控制抽搐。以后用食物调节即可。

【注意事项】

结核病患儿应用异烟肼治疗时，可出现维生素 $B_6$ 缺乏表现，应减少异烟肼的用量，并同时补充维生素 $B_6$，以防加重维生素 $B_6$ 缺乏症。

## 七、叶酸缺乏症

叶酸缺乏症是由于缺乏叶酸所致的疾病。

【诊断要点】

1. 发病缓慢。

2. 常见有食欲缺乏、腹胀、便秘及体重减轻，可出现巨幼细胞贫血表现。

3. 可有舌炎、舌痛、舌乳头萎缩、舌面光滑、舌质绛红、口角炎及口腔黏膜溃疡等症状。

4. 可并发维生素 $B_1$ 缺乏症而出现末梢神经炎表现。

5. 也可并发缺铁性贫血症状。

6. 血清叶酸含量、红细胞内叶酸含量均降低。尿叶酸排出量亦减少。

【防治】

1. 未成熟儿体重＜1700g 者，易致叶酸缺乏，应每天补充叶酸 25～50μg。

2. 小儿已发病者应每日补充叶酸 100μg。

3. 同时治疗低蛋白血症、维生素 $B_1$ 缺乏病、维生素 $B_{12}$ 缺乏病及缺铁性贫血等。

4. 治疗量：每天口服叶酸 5mg。

5. 应用抗叶酸药物时，应及时补充叶酸。

【注意事项】

单纯以牛乳粉或羊乳粉喂养的小儿，易导致叶酸缺乏病，应及时补充叶酸。

## 八、维生素 C 缺乏病

维生素 C 缺乏病（又称坏血病）是由于缺乏维生素 C 所引起的全身性疾病。

【诊断要点】

1. 任何年龄皆可发病，多见于 6～24 月龄的婴幼儿。

2. 发病缓慢，早期有激动、软弱、乏力、食欲缺乏、体重减轻、苍白及消化不良等表现。

3. 患儿小腿肿胀、疼痛，压痛明显，不发红，温度增高，无指压凹陷。喜静卧不动，两大腿外展，小腿内弯如蛙状。

4. 肋骨与肋软骨交界处有维生素 C 缺乏病串珠。

5. 股骨下端及胫骨近端有骨膜下出血，膝部与踝部皮

肤有瘀点及瘀斑。

6. 牙龈经常出血、肿胀或坏死。

7. 严重者可有眼睑及结膜出血、尿血、颅内出血。

【鉴别诊断】

1. 化脓性关节炎　多发生于单侧关节，局部红肿，灼热明显，全身中毒症状重。

2. 过敏性紫癜　皮肤紫癜，有过敏史，出血及凝血时间均正常。

3. 风湿性关节炎　本病关节肿痛呈游走性。多见于儿童期，2～3岁的幼儿少见。

【防治】

1. 孕妇和乳母应进食富含维生素C的食物、蔬菜及水果。

2. 新生儿出生2～4周后应补充含维生素C的果汁。

3. 早产儿每日应补充维生素C100mg。

4. 轻症患儿口服维生素C，每天3次，每次100～150mg。

5. 重症者可静脉补充维生素C。

【注意事项】

1. 维生素C缺乏病患儿应同时补充维生素D。

2. 维生素C缺乏病患儿即使骨骼病变严重，也不易发生畸形。若治疗不及时，可因出血或感染而死亡。

## 九、维生素E缺乏病

维生素E是一种抗氧化剂，具有保护生物膜的作用，缺乏时很快出现症状。

【诊断要点】

1. 多见于早产儿及长期脂肪吸收障碍的小儿。

2. 常于出生后 1～3 个月出现明显症状。

3. 表现为颜面苍白，并伴有黄疸。

4. 眼睑、小腿和外阴部出现皮下水肿，无指压痕。

5. 患儿可有血红蛋白含量及血细胞比容降低，网织红细胞增高等溶血表现。

6. 血清维生素 E 含量低于正常。

【防治】

1. 早产儿出生后 8～12 周，每天补充维生素 E 25U。

2. 提倡母乳喂养或应用类似母乳配方喂养。

3. 2 个月后补充铁剂。

4. 治疗量维生素 E 为 50～100U。

## 十、铜缺乏病

铜缺乏病的病因可分为营养性铜缺乏和遗传代谢病，后者为隐性遗传。

【诊断要点】

1. 多见于早产儿和长期腹泻的小儿。

2. 患儿出生后精神萎靡、嗜睡、生长停滞。

3. 肌张力低下，运动迟缓，体温不升。

4. 红细胞计数减少，血红蛋白降低，白细胞总数及中性粒细胞减少，出现贫血，且易发生感染，肝、脾大。

5. 长骨和肋骨易发生骨折，皮肤和头发色素减少。

6. 伴有头面部及皱褶部位出现脂溢性皮炎。

7. 遗传代谢病者，出生后即出现惊厥。

8. 出生 3 个月后头发稀疏、易断，短硬、竖立，发丝呈长轴扭转，呈交替性膨隆与缩窄状。

9. 出现皮下和内脏出血，但多无贫血。

10. 血清铜含量降低。

【防治】

1. 积极治疗原发病。

2. 早产儿应给予铜剂数月，以预防缺铜。

3. 治疗时应给予 0.5%硫酸铜口服。

【注意事项】

1. 遗传代谢病患儿多于 1 岁内死亡。

2. 一定要早期治疗，否则神经系统的严重损害难以恢复。

## 十一、锌缺乏病

锌缺乏病是由于体内微量元素锌缺乏而引起的全身性疾病。

【诊断要点】

1. 多见于小儿。

2. 早期表现有消化不良、食欲缺乏、食量减少。

3. 患儿生长发育落后，身材矮小，严重者呈侏儒症。青春期发育落后，第二性征出现延迟。

4. 小儿喜食泥土、墙皮、纸张或其他异物。

5. 可能出现各种皮疹，大疱性皮炎、复发性口腔溃疡、下肢皮肤溃疡长期不愈。指(趾)甲周围、肛门、会阴、睑缘有红斑、疱疹、糜烂、结痂、脱屑。

6. 易患各种感染及脱发，精神不振或嗜睡。

7. 胎儿缺锌,生长发育落后,并发多种畸形,易合并维生素 A 缺乏病。

8. 血清锌含量低于正常。

【防治】

1. 提倡母乳喂养,母乳含锌量高,且吸收、利用率较高。

2. 小儿按时增加辅食,如蛋黄、瘦肉、鱼、动物内脏等。

3. 人工喂养儿给予强化锌的奶制品。

4. 缺锌的儿童,应给予锌制剂,每日口服锌 0.5～1.5mg(按元素锌计量),疗程为 3 个月。

【注意事项】

1. 现市售有多种强化锌食品,长期服用可致中毒,慢性锌中毒可致贫血,铁缺乏,肝功能、肾功能损害。

2. 用锌制剂治疗时,应密切观察疗效及不良反应,最好在饭前 1～2 小时口服锌制剂,有利于吸收。

3. 若出现消化道症状,可改为饭后服,以减少不良反应。

## 十二、肥 胖 病

肥胖病(单纯性肥胖)是指体重超过按身长计算的平均标准体重的 20%。

【诊断要点】

1. 多见于年长儿及青少年。

2. 患儿食量超过一般小儿。偏爱淀粉、油脂食品。

3. 患儿胸部、腹部、髋部、肩部脂肪积累显著,四肢肥大。

4. 男孩外生殖器被皮脂掩盖,骨龄正常,智力良好,性

发育正常，活动不便。

5. 易并发红细胞增多症、心脏增大及充血性心力衰竭。

【预防】

1. 妊娠后期控制孕妇体重增加过多。

2. 新生儿出生后提倡母乳喂养，半岁前给半固体或固体淀粉类食品。

3. 定期做生长发育监测，早期发现，早期纠正。

4. 自幼养成良好的饮食习惯，注意平衡膳食。

5. 膳食应少糖、少油，多食水果及蔬菜，保证足够的蛋白质。

6. 增加运动量，且要持之以恒。

【治疗】

1. 限制食量必须照顾小儿的基本营养和生长发育的需要。

2. 满足小儿的食欲，避免饥饿感。

3. 保证足量的维生素和无机盐，常晒太阳。

4. 解除患儿精神负担，增加体育锻炼。

5. 积极治疗并发症。

【注意事项】

1. 极度肥胖儿，体重高达标准体重的4～5倍，可出现心脏增大及心力衰竭，可导致死亡。

2. 到成年期可并发动脉硬化、高血压、冠状动脉粥样硬化性心脏病（冠心病）及脂肪肝等。

## 十三、黏液性水肿

小儿黏液性水肿是由于甲状腺功能减退而引起的一种

内分泌疾病。

【诊断要点】

1. 大多数新生儿出生时外表正常。

2. 早期表现有嗜睡、活动少、动作慢、少哭、吃奶困难。

3. 四肢凉，苍白，有花纹，呼吸困难。

4. 黏液性水肿逐渐加重，皮肤增厚、粗糙，可无凹陷。

5. 幼儿和儿童期出现生长发育迟缓，智力低下。

6. 四肢伸侧及躯干毛囊角化，全身呈臃肿状，黏液性水肿为非凹陷性水肿。

7. 水肿好发于面部、眼睑、锁骨上窝、颈背部、手背及腹部等处。

8. 毛发稀疏、粗而脆、无光泽，前发际低；眼距宽，眼裂小；鼻根低平；唇厚；舌宽大，常伸出唇间。

9. 血清甲状腺激素降低。

【防治】

1. 积极治疗原发病。

2. 饮食应富含热能、蛋白质、多种维生素、铁、钙等。

3. 地方性克汀病患儿，应多食含碘食物和口服碘制剂。

4. 地方性克汀病应早期诊治。甲状腺功能减退者，自出生后 3 个月开始补充甲状腺素片。

【注意事项】

应争取早期诊治，出生后 3 个月以内治疗者，90%患儿智力可达正常。

## 十四、皮质醇增多症

皮质醇增多症（库欣综合征）是由于多种原因引起的肾

上腺糖皮质激素分泌过多而致的一系列症状。

【诊断要点】

1. 多自新生儿期发病。女孩多于男孩。

2. 出现向心性肥胖，满月脸（脸圆形），两颊红润，下颌、颈部、背部及腹部脂肪堆积而隆起，呈典型“水牛背”。四肢相对的较细小。皮肤菲薄，并有紫纹（萎缩纹）。面部、胸背部皮肤多油，伴有粉刺样损害。

3. 皮肤易发生浅表性感染，常伴发脓疱疮、毛囊炎、体癣、甲癣、股癣等。

4. 可伴发高血压、骨质疏松、肾结石、间歇性尿糖或糖尿病。

5. 青春期发育迟缓，身材矮胖，智力障碍、视力障碍且易发感染。

6. 毛细血管变脆，皮肤变薄，大腿、臀部出现紫纹或出血点。

7. 小儿多有长期应用糖皮质激素药物的病史。

【鉴别诊断】

应与单纯性肥胖相鉴别，后者生长发育比同龄正常儿高大，智力正常，性发育正常或较早，脂肪堆积以乳房、腹部、髋部、肩部为显著。

【防治】

1. 寻找病因，如肾上腺肿瘤则手术切除等针对性治疗。对大量使用皮质类固醇激素治疗其他疾病而发生本病者，可采用每日早上 1 次足量或隔日早上 1 次足量的疗法，以减轻症状。

2. 长期应用糖皮质激素药物者，应逐渐减量，防止各种并发症的发生。

3. 防止并发症，对症处理。

【注意事项】

1. 小儿50%以上的肾上腺皮质肿瘤发生在3岁以前，85%见于7岁以前。

2. 婴儿肾上腺功能性肿瘤中，大部分是恶性皮脂瘤。

## 十五、幼年性黄瘤病

幼年性黄瘤病（痣样黄色内皮细胞瘤）是一种病因不明的脂代谢障碍性疾病。

【诊断要点】

1. 多于生后数周内发病，并于1岁左右自行消退。

2. 皮疹为针尖至绿豆大小，呈圆形或椭圆形丘疹，边界清楚。由鲜红色变为黄红色，可呈分散或成批出现。

3. 皮疹消退后，遗留棕色斑和轻度萎缩，或不留痕迹。

4. 皮损多发生于头皮、面部、躯干及四肢伸侧，虹膜受累可累及睫状体而导致失明。

5. 可累及肺、肝、脾、睾丸及心包。

6. 血清脂质和胆固醇正常。

【鉴别诊断】

应与色素性荨麻疹相鉴别，皮损多见于躯干，在机械刺激下出现风团、水疱、大疱，多自行消退。

【治疗】

目前尚无特效治疗，本病多预后良好。对于局限性单发的黄瘤损害可考虑手术、激光冷冻等治疗，亦可药物（如肝素钠注射液）损害内注射。

## 十六、肠病性肢端皮炎

肠病性肢端皮炎系一种常染色体隐性遗传性疾病。发病诱因可能与锌缺乏等有关。其特征为口腔周围和四肢末端的特殊皮疹、脱毛、慢性腹泻和生长发育迟滞等。

【诊断要点】

1. 多在 3～18 个月发病，可随年龄增长而逐渐减轻。倘若不及早治疗，婴儿可能死亡。

2. 皮损好发于四肢末端和骨突出部位、口腔周围，如鼻周、耳道周围等。

3. 皮损为炎性基础上发生水疱、大疱，很快干燥、结痂，并出现鳞屑酷似银屑病。常成批出现，成群对称分布。可伴有口角炎及睑缘炎。病情严重时可有精神淡漠和反应迟钝。

4. 常伴毛发脱落（常全秃）和以腹泻为主的胃肠功能障碍症状。

5. 常出现继发感染如白念珠菌感染等。

6. 血浆锌水平常低于正常。

【鉴别诊断】

1. *大疱性表皮松解症*　皮损发生与外伤和碰撞有关，故好发于易受外伤的部位。水疱尼氏征阳性。

2. *泛发性皮肤念珠菌病*　多发生在肥胖或有腹泻的婴儿。皮损多分布于颈、腋、腹股沟等皱褶部位或躯干部。

3. *连续性肢端皮炎*　常先有局部外伤史，皮损常开始于一侧一处指端，而后向其他指部及对侧指部发展。可有黏膜损害，无脱毛、慢性腹泻等。

【治疗】

1. 硫酸锌：4 个月以上的婴儿，每天 50mg，每天 3 次，口服。

2. 双碘喹啉：小儿 10mg/kg，每天 3 次，口服。成年人，每天 0.6g，每天 3 次，口服。

3. 给予 B 族维生素、干酵母等。

4. 亦可用磺胺素嘧啶，静脉滴注水解蛋白等治疗。

5. 对症处理及支持疗法：如皮肤症状对症处理，或给予输液或输血等。

6. 注意皮肤清洁卫生，防止继发细菌或真菌感染。

【预后】

患儿因反复发作、营养不良和继发感染而死亡。锌制剂的应用大为改观，可获长期缓解或消退。

# 第 10 章　先天性皮肤病

## 一、鱼鳞病(先天性鱼鳞病)

本病是一组常见的以皮肤干燥、鳞状脱屑为主要表现的先天性遗传性皮肤病。

【诊断要点】

1. 寻常鱼鳞病

(1)多在出生 3 个月后发生。

(2)好发于小腿伸侧、大腿、上肢,甚至泛及全身。但腋窝、肘窝、腘窝、腹股沟等处皮肤不受侵犯。

(3)鱼鳞片块大小、薄厚不等,为方形或多角形,每片中央粘着皮肤,边缘隆起游离,如鱼鳞状,对称分布(彩图 21)。

(4)自觉轻痒,出汗较少,常伴婴儿湿疹、过敏性鼻炎或支气管哮喘。随着年龄增长,症状逐渐减轻。

(5)家族成员中多有遗传性膝关节、肘关节处皮肤角化亢进或毛囊角化病变。

2. 伴性鱼鳞病(黑鱼鳞病)

(1)女性遗传,男性多发,且症状较重。

(2)多在出生后 3 个月内发病,也有出生后即发病者。

(3)全身有大鳞屑,暗褐色,以躯干部最为显著,背部多于腹部，无毛孔角化。

(4)毛发粗糙、发干，可有斑秃。

(5)一生中皮损变异小，不随年龄增长而改善。

3. 表皮松解角化过渡型鱼鳞病(大疱型先天性鱼鳞癣样红皮病)

(1)初生或出生几日内发病，全身脱屑。

(2)全身潮红和鳞屑，在红斑上出现大小不等的薄壁松弛性水疱，易破溃后形成糜烂面。

(3)继发感染时，患儿体表有一股难闻的味道。

(4)掌跖部常伴角化过度。

(5)红斑和水疱随年龄增长而逐渐减轻，代之以角化过度性鳞屑，躯干及四肢屈侧突出。

4. 层板状鱼鳞病

(1)患儿父母多为近亲结婚。

(2)初生即发病。皮肤角化增厚，如蒙上一层棕黄色牛皮纸样的包裹。

(3)眼睑外翻，呼吸困难，口周有皲裂，耳郭增厚。

(4)指甲、毛发发育不良，质地松脆，指(趾)屈曲、不能活动。

(5)轻症患者角化层反复剥脱，最终局限于四肢伸侧至成年期，重症患者预后较差。

5. 火棉胶样婴儿

(1)隐性遗传，出生即出现症状。

(2)全身皮肤如涂过油的羊皮纸或像火棉胶，又称羊皮症。

(3)羊皮样皮肤断裂、脱落，露出浅红色嫩皮，数日后嫩皮又角化变成火棉胶样。

(4)反复硬化和脱落，迁延不愈。

(5)口唇和眼睑向外翻出，嫩皮可继发感染、脱水。

【防治】

1. 鱼鳞病尚无特效治疗。

2. 切忌用碱性肥皂、热水洗擦身体，避免烈性外用药涂擦，宜食含维生素 A 丰富的食物。

3. 火棉胶样婴儿宜安放在湿度较高的环境中，皮肤涂以润滑油脂，以利于脱屑和减少水分的蒸发。

4. 局部用各种油膏，以改善皮肤的干燥状态，用 2%～5%硫黄煤焦油软膏、3%水杨酸软膏或 0.05%～0.1%维生素 A 软膏、类肝素。

5. 外用 5%乳酸软膏，可除去鳞屑。

6. 应用抗生素溶液洗涤嫩皮，可减少细菌继发感染。

7. 将新生儿裸体置于暖箱中，可防止皮肤擦伤。

8. 口服维生素 A。

## 二、白 化 病

白化病是一种遗传性黑色素合成障碍疾病。

【诊断要点】

1. 全身性白化病

(1)皮肤、毛发、虹膜、视网膜和脉络膜均无黑色素。

(2)皮肤呈弥漫性乳白色或淡粉红色，阳光照射时皮肤易发生红斑，但无色素沉着。

(3)虹膜呈灰蓝色或透明，视网膜缺少色素，瞳孔区呈淡红色。

(4)毛发纤细，呈银白色或淡黄色。

(5)有畏光、眼震、视觉减退、视野异常及斜视。

2. 皮肤型白化病

(1)表现为部分皮肤和毛发呈白色或粉红色。

(2)境界明显，呈圆形、椭圆形或不规则形，范围、大小、分布不一。

(3)有的患者只在前额上面的毛发呈白色。

3. 眼型白化病　多见于男婴，眼底缺乏色素，脉络膜血管清楚可见，虹膜透明，有眼震。

以上3型白化病均可能伴有其他先天性异常，常有家族史。

【鉴别诊断】

1. 白癜风　后天发病，皮损为乳白色斑，色素脱失，边缘有色素沉着带，无自觉症状。

2. 先天性白细胞颗粒异常综合征　有家族史，肝、脾大，智力低下，白细胞功能异常。

【治疗】

无特效治疗方法，应避免阳光直射，以防灼伤，配戴合适的有色眼镜可减轻眼部不适。

## 三、皮肤松弛症

皮肤松弛症是以皮肤和皮下组织肥大、松弛、下垂为特征的疾病，多为常染色体隐性遗传。

【诊断要点】

1. 先天型：出生即有或生后头几个月便发生。

2. 身体各部皮肤极度松弛，可以捏起明显的皱褶，不能

随即弹回，可呈悬垂状态。

3. 眼睑、面部、颈部、躯干、肩部、耳、大腿及皱褶部位最为明显。

4. 皮肤松弛的程度与年俱增，终身不能恢复正常，而外观宛如老年人。

5. 可伴发腹疝、膈肌松弛、肺气肿、动脉瘤等。

6. 常并发唐氏综合征或先天性肾小管酸中毒等，若无严重并发症，多预后良好。

【防治】

本病长久存在，尚无满意的防治方法，必要时可施行手术切除。

## 四、皮肤弹力过度症（爱唐综合征）

本病是一种常染色体显性遗传性疾病，也有隐性遗传或伴性遗传者。

【诊断要点】

1. 多发于儿童期，两性均可累及。

2. 患儿皮肤弹性力过度增加，如橡皮条似的，将颈部、肘部或其他较松的皮肤向外拉长，不仅立即回缩，而且还噼啪作响。

3. 面部及四肢的皮肤血管脆弱，即使轻微创伤，也易出现皮肤瘀斑或皮下血肿或大出血，且易形成萎缩性紫色瘢痕。

4. 关节松弛，拇指可以向后弯曲，与腕部接触。

5. 牙龈出血、鼻出血、便血、咯血。

6. 可并发脐疝、腹股沟疝、膈疝及膈膨出。

7. 常与唐氏综合征、先天性肌肉骨骼畸形、蜘蛛脚样指、先天性成骨不全等同时存在。

【治疗】

目前尚无特效治疗方法。

1. 避免剧烈运动、外伤及出血。

2. 加强保护易受伤部位。

3. 积极治疗并发症与合并症。

4. 口服大量维生素 C。

## 五、先天性大疱性表皮松解症

本病是一种皮肤和黏膜发生水疱的遗传性疾病。

【诊断要点】

1. 单纯型先天性大疱性表皮松解症

(1)多见于儿童，常有阳性家族史。

(2)皮肤损害好发于骨骼突出、受压及摩擦部位，如手、足、肘关节、膝关节、掌跖等处。

(3)皮肤受伤极易发生大小不等的水疱，疱壁紧张，内含微黄或血性液体。

(4)数日后疱液吸收而痊愈，留下淡白色或棕色斑疹，但无瘢痕，到青春期症状可减轻。

(5)患儿生长发育正常，毛发、甲、齿及黏膜不受累及。

2. 营养不良型先天性大疱性表皮松解症

(1)多在出生或婴儿早期发病。

(2)皮肤损害好发于身体任何部位，尤其指(趾)、颈部、腰部及各关节的伸侧面最为常见，黏膜、肢端最严重。

(3)皮肤糜烂、结痂、疼痛，愈后留有萎缩性瘢痕，可致患儿张口、吞咽困难。

(4)本型预后不好。

【鉴别诊断】

应与新生儿脓疱疮鉴别，后者皮损为水疱、脓疱，壁薄，周围无红晕。

【防治】

1. 保护皮肤，尽量避免外伤和摩擦，以预防大疱再发。

2. 局部可用氧化锌软膏、可的松乳膏。

3. 口服大量维生素 E 或苯妥英钠。

4. 严重患儿口服泼尼松可缓解症状，预防萎缩性瘢痕。

5. 继发感染时应给予抗生素治疗。

【注意事项】

本病的皮肤瘢痕可于 30 岁后发生癌变。

## 六、夏令水疱病

夏令水疱病是一种以水疱为主要表现的光敏性与遗传有关的疾病。

【诊断要点】

1. 多见于男孩，自 2～3 岁发病，直至青春期为止，亦可自行缓解。

2. 夏季加重，冬季缓解。

3. 夏季日光照射 1～2 日后即发病。皮疹发生于暴露的面部、手、臂部、下肢，先为对称性红斑，渐成疱疹或大疱。

4. 3～4 日后水疱中心凹陷、结痂，愈合后形成凹陷性瘢痕。

5. 年复一年地出疱，留下小麻点，疱疹逐批出现，新旧交替，可侵犯口咽和眼黏膜，指甲畸形、脱落及脱发。

【鉴别诊断】

应与多形性日光疹鉴别，后者好发于青年女性，无口咽、眼及指甲病变。

【防治】

1. 应采取防光措施，避免日光暴晒。或外涂皮肤防光剂，或撑伞、戴手套，可减轻发病。

2. 早期应用炉甘石洗剂，重者可用糖皮质激素类软膏。结痂后用氧化锌软膏。

3. 口服氯喹、复合B族维生素等。

## 七、色素性荨麻疹

色素性荨麻疹是一种原因不明的良性泛发性皮肤病。

【诊断要点】

1. 发病时间多在半岁后，但儿童期、青春期、新生儿期均可发病。

2. 皮肤表现为色素性斑块、丘疹、结节及色素性风团，其数目、大小、形态不等，表面皮肤粗糙，可散发或群集。

3. 分布广泛，好发于躯干及四肢，新生儿、小婴儿可出现水疱，多见于足及腿部。

4. 发病缓慢，从发病到色素沉着需半年左右。

5. 常伴有发作性颜面潮红、心动过速、低血压、头晕、头痛、呕吐、腹痛、腹泻等。

6. 可并发自发性荨麻疹及皮肤划痕症。

7. 本病愈后良好，青春期大多自愈。

【防治】

1. 预防继发感染，局部应用抗生素软膏。

2. 出现水疱时，口服利舍平或肾上腺糖皮质激素。

3. 瘙痒时，口服抗组胺类药物。

4. 出现单个肥大细胞瘤，可手术切除。

【注意事项】

少数患儿可发生恶性细胞增生，预后不良。

## 八、掌跖角化病

掌跖角化病是一种常染色体显性遗传性皮肤病。

【诊断要点】

1. 自幼发病，有明显的阳性家族史，可代代相传或遗传数代终止。

2. 出生时或生后不久掌跖及指(趾)屈侧皮肤发红、增厚、发硬、光滑、发亮、干燥，呈淡黄色角化物，边缘清楚，不侵及足弓。

3. 广泛发生，对称分布，痛觉和触觉迟钝，自觉瘙痒，冬季发生皲裂时疼痛明显。

4. 可伴有先天性秃发，常合并精神病、震颤及侧身萎缩。

5. 病程终身不变，外伤后可加重病情。

【防治】

1. 注意保护皮肤，避免外伤。

2. 口服维生素 A。

3. 局部涂 0.1%维 A 酸软膏或 5%～10%水杨酸软膏，或 15%～20%尿素软膏。

4. 如病情严重，丧失活动能力，则可考虑分层皮肤移植，有时亦可获得一定效果。

## 九、遗传性出血性毛细血管扩张

遗传性出血性毛细血管扩张是一种常染色体显性遗传病。

【诊断要点】

1. 多见于年长儿或青年。

2. 皮肤损害为出现鲜红色,非搏动性点状或线状毛细血管扩张、扁平或隆起。

3. 病变好发于鼻、唇及舌黏膜或面部、耳、眼结膜及手掌皮肤,以鼻出血最为突出,可致严重贫血。

4. 病变累及呼吸道、胃肠道及泌尿道黏膜时,可出现咯血、呕血及尿血。

5. 外周血血小板计数、凝血试验均正常,血小板黏附性较差。

【鉴别诊断】

需与蜘蛛痣鉴别,后者多有肝病史,且毛细血管扩张处可见动脉搏动。

【防治】

1. 注意保护皮肤,防止外伤。

2. 局部止血可用药物或电烙,或冷冻疗法。

3. 有出血倾向者可应用雌激素和皮质类固醇激素治疗。

4. 病变范围较大者可手术治疗,必要时输血和补充铁剂防止缺铁性贫血。

## 十、先天性淋巴水肿

先天性淋巴水肿是由于局部淋巴发育异常,引起局部进

行性弥漫性肿大。

【诊断要点】

1. 出生时或出生后不久即可发病。

2. 多发生于下肢、上肢、阴囊等部位，一侧或双侧肢体肿胀或手背、足背肿胀，但极少侵及手掌或足底。

3. 多为进行性，肢体肿大尚柔软，为非凹陷性水肿。

4. 可合并先天性血管系统、泌尿系统畸形。

【鉴别诊断】

应与广泛淋巴瘤、下肢多发性动静脉瘘、先天性肢端肥大症相鉴别。

【防治】

1. 睡眠时抬高患肢，保持皮肤清洁。

2. 可长期应用弹性绷带持续加压等非手术治疗。

## 十一、先天性外胚层发育不良症

先天性外胚层发育不良症是一组外胚叶缺损的复合性先天性疾病，主要表现为皮肤及其附件的先天发育异常。根据其有无小汗腺波及而分为无汗型外胚叶发育不良和有汗型外胚叶发育不良两型。

【诊断要点】

1. 无汗型外胚叶发育不良　是一种由性连锁隐性遗传引起的综合征，以汗腺和其他附件的部分或全部缺损及缺少或无牙齿为特征。

(1)由于汗腺缺乏，皮肤无汗或明显少汗，故耐热差，劳动、运动或热环境中极度不适，轻度感染、热饮可引起发热或中暑，婴幼儿期最初也出现不明原因发热，不出汗。

(2)头发稀软、干燥、枯萎,眉毛稀少或缺如,但睫毛正常。甲薄、脆、有嵴,恒齿少或缺如。

(3)牙齿可完全缺如或部分缺失,畸形,如锥状牙齿及弯曲齿。唾液腺发育不良而口干,泪腺缺乏则无泪。

(4)特殊面容:额凸;颧高宽而下半脸狭小;马鞍鼻,鼻尖小而上翘,鼻孔大;口、眼周放射状沟纹;上唇厚而外翻。

(5)男孩发病较多,多有家族史。

(6)可并发先天性心脏病、多指、并指、结节性硬化、脑血管瘤等。

(7)出生后不久发病,伴有痛觉、温觉障碍。智力低下者预后不良。

(8)对不全型,锥状尖齿是最可靠的指标,可做汗腺功能检查及活检确诊。

2. *有汗型外胚叶发育不良* 是以甲营养不良、毛发缺陷和掌跖角化为特征的遗传性综合征。为常染色体显性遗传。

(1)出汗功能正常,主要为角化障碍,其毛发、甲及牙齿发育不良,掌跖弥漫性角化。

(2)根据秃发、掌跖角化及难看的疼痛性甲变化,可确诊。

【防治】

1. 妊娠早期尽量少服药物。

2. 妊娠后应避免病毒感染。

3. 妊娠早期禁止接触放射性物质。

4. 无特殊疗法。

【注意事项】

1. 本病一般不引起死亡。

2. 因高热出现呼吸困难、窒息、抽搐者可致死亡。

## 十二、汗孔角化症

汗孔角化症是一种遗传性角化性皮肤病。

【诊断要点】

1. 男性多见，常有阳性家族史，父子常患同病。

2. 多于幼年时期发病，病情进展缓慢，多无自觉症状，对健康无影响。

3. 临床表现多变，初起为一角化丘疹，逐渐向周围扩大，成为大小、数目、形态不等的圆形、环形或不规则形，中央萎缩、干燥、光滑的小片，毳毛消失。

4. 丘疹边缘呈棕褐色，有堤状隆起角化的嵴，境界十分清楚，对称分布。

5. 好发于身体任何部位皮肤，以面部、颈部、四肢伸侧等暴露部位多见。

【鉴别诊断】

应与扁平苔藓鉴别，后者的皮损为紫红色多角形扁平小丘疹，好发于四肢屈侧，自觉瘙痒。

【防治】

1. 局部可外涂 0.1%维 A 酸软膏或 0.25%～0.5%氟尿嘧啶软膏。

2. 病变广泛者可口服 β-顺式维 A 酸。

3. 单个皮损者可采用冷冻、激光去除。

## 十三、着色性干皮病

着色性干皮病是发生在暴露部位的色素变化、萎缩、角化及癌变的一种遗传性皮肤病，属常染色体隐性遗传，近亲结婚的后代女性易发。在某些家系中，显示性连锁遗传。

【诊断要点】

1. 多有阳性家族史，一个家庭中可有多名女性发病。

2. 出生后不久发病，到青春期自然停止发展，对健康无影响，预后较好。

3. 面部和颈部皮肤发红，毛细血管扩张，出现雀斑样色素斑点或点状色素脱失斑，或疣状增生。

4. 本病对光线敏感，春、夏季病情加重。

5. 全身皮肤和黏膜均可发生毛细血管扩张及色素斑。

6. 重症患儿到晚期面部可能发生癌变或黑色素瘤。

【鉴别诊断】

1. 雀斑　皮疹冬季减轻，夏季加重，后者多于5岁后发病，随年龄增大而增多，无毛细血管扩张、萎缩及角化性损害。

2. Rothmund-Thomson 综合征　为常染色体隐性遗传，生后1年内发病，在面部、耳郭、手、足、臀部等部位出现棕红色色素沉着或色素减退，皮肤萎缩，并有萎缩性毛细血管扩张，以曝光部位为主，3～6岁发生白内障，多为双侧性。

3. 肢端早老症　新生儿期发病，为真皮和皮下组织发育缺陷，故皮肤菲薄、干燥呈半透明，皮下结构的轮廓清晰可见。病变在手背、足背最明显。萎缩可局限于四肢，对光线不敏感。

【防治】

1. 必须禁止直系血亲和三代以内的旁系血亲结婚。

2. 患儿避免光照，局部应用防光剂防止皮肤干裂。

3. 已发生疣状增生者，应早期切除或 X 线照射。

4. 可口服维生素 A 或维 A 酸。

5. 皮肤有角化性损害者，外用 0.1%维 A 酸软膏。

【预后】

部分患者可发生皮肤癌变。

## 十四、毛周角化病

毛周角化病是一种毛囊角化性皮肤病，可能与先天因素有关。

【诊断要点】

1. 本病多见于儿童及青少年。

2. 皮肤表现为在毛囊口处发生针尖大小的丘疹，呈正常皮色，丘疹顶部有灰色角质栓塞，栓塞中央有一根毳毛穿出或卷曲其中，剥掉角质栓塞后出现杯状小凹，很快栓塞又新生(彩图 22)。

3. 好发于四肢，以上臂或股外侧多见，也可见于肩胛部或臀部，呈对称分布。

4. 一般无自觉症状，有轻度痒感，夏季较轻，冬季加重。

5. 为常染色体显性遗传。

【鉴别诊断】

1. 维生素 A 缺乏病　最早症状为夜盲，皮损有痒感，血清维生素 A 降低。

2. 毛发红糠疹　皮损成片状，伴有糠秕样鳞屑，无季节性，常有家族史。

【防治】

1. 避免用肥皂擦洗刺激。

2. 局部可外涂 2%～3%水杨酸软膏或 0.1%维 A 酸软膏。

3. 口服甲状腺素片、维生素 A 或β-顺式维 A 酸等，可减轻症状。

## 十五、毛囊角化病

毛囊角化病是一种常染色体显性遗传的毛囊角化性皮肤病。

【诊断要点】

1. 多发于儿童，常有阳性家族史。

2. 皮损好发于头皮、面部、颈部、耳后、胸背部、腋窝、腹股沟等皮脂腺丰富处，多呈对称性分布，亦可累及一侧。

3. 初起为针尖至豌豆大小的肤色、暗灰或褐色较硬的毛囊性丘疹，表面覆以油腻性黑痂，将痂剥除后丘疹中央可见漏斗形凹窝，丘疹互相逐渐融合成增殖或乳头瘤样、蕈样斑块，有发臭的脓性分泌物。黏膜损害不常见。

4. 指（趾）甲下角化过度，甲板脆裂，有纵嵴或纵沟或游离缘缺损。

5. 自觉轻度痒感，不影响健康。

6. 有光感史，夏季皮肤损害加重。

【鉴别诊断】

1. *脂溢性皮炎*　患儿为皮脂溢出性体质，皮损为轻度红斑，油性鳞屑，黄色结痂，有不同程度的瘙痒，无家族史。

2. *黑棘皮病*　皮损为弥漫性黑色素沉着，并有绒毛状或乳头瘤样增殖，多局限于屈侧如腋窝、颈部、腹股沟等皱褶部位，头皮及面部很少累及。

3. 疣状痣　此病主要与局限型线状毛囊角化病鉴别，此病的皮损为淡黄色或棕黑色疣状损害，往往沿肢体分布，达到肢端，一般无自觉症状。

4. 融合性网状乳头瘤病　常局限于躯干上部，皮损为较大的扁平丘疹。

【防治】

1. 避免日光直接照射，局部皮肤可外涂防光剂。

2. 口服维生素 A 或 β-顺式维 A 酸。

3. 局部可外用皮质激素软膏或 0.1%维 A 酸软膏。

## 十六、进行性对称性红斑角化病

进行性对称性红斑角化病是一种染色体显性遗传性皮肤病。

【诊断要点】

1. 多起病于婴儿及儿童期，少数成年后发病。

2. 好发于双手、足背部，逐渐扩大至小腿或大腿伸侧、肘关节、肩关节、上臂和面部。

3. 皮肤表现为边界清楚的红斑，角化过度，鳞屑，色素增加掺杂存在。

4. 皮肤损害到成年后可停止进展，到晚年病情可自然缓解。

5. 自觉有瘙痒感。

【鉴别诊断】

1. 银屑病　皮肤损害初起为红色丘疹，其上附有银白色云母样多层疏松鳞屑，易于刮去，脱落后有薄膜和点状出血现象，多见于头部、背部和四肢伸侧。

2. 毛发红糠疹　除掌跖部损害外，肘关节、膝关节以及全身均可出现淡红色斑片，在斑片周围见到毛囊角化型丘疹，其损害表面覆盖密集的细小鳞屑，常有家族史。

3. 掌跖角化症　多发于掌跖部位，仅为坚硬的角质增厚性斑块或坚硬的角质性丘疹，呈蜡黄色。

【防治】

1. 局部治疗　外用 20%～30%尿素软膏、0.1%维 A 酸软膏或 20%鱼肝油软膏。

2. 全身治疗　可口服维生素 A、维生素 E 或 β-顺式维 A 酸。

## 十七、眼睑松垂（眼睑松解症）

眼睑松垂是由于先天性眼睑弹性力组织发育缺陷，为常染色体显性遗传。

【诊断要点】

1. 出生后即可发病，多见于儿童期。

2. 双上眼睑发作性水肿，多在 1～2 日后不治而消肿，数月后上睑皮肤松弛下垂，多皱褶，伴有色素沉着及毛细血管扩张。

3. 眼睑松垂至瞳孔水平时可遮盖视野，终日呈欲睡状态。

【鉴别诊断】

眼睑下垂　双眼睑皮肤颜色正常，无松弛与皱褶。

【防治】

可手术治疗。

## 十八、遗传性血管性水肿(家族性血管性水肿)

遗传性(或家族性)血管性水肿又称慢性家族性巨大荨麻疹,是一种常染色体显性遗传病。以反复发作的急性局限性水肿及在生化检验中补体系统第一成分抑制物活性降低为特征。

【诊断要点】

1. 常在婴儿期开始发病,通常发生在 10 岁以前,迟发罕见,多有家族史。

2. 临床表现以急性复发性局限性水肿为特征,好发于面部及四肢,多为单侧,不伴有荨麻疹,水肿易见于外伤部位,但无瘙痒。

3. 水肿前或同时出现暂时性环状或网状红斑。

4. 多伴有反复发作性恶心、呕吐,以及腹部绞痛、腹泻、腹胀,可持续 12～72 小时,多能自行消失。

5. 20%～50%的患儿因喉部水肿而死于喉梗阻。

6. 本病可终身反复发作,中年后,发作的频率和严重性逐步减轻。

【鉴别诊断】

血管性水肿　水肿多见于一侧,可反复发作,无瘙痒,多数无家族史。

【防治】

1. 注意保护皮肤,加强皮肤卫生,避免外伤和感染。

2. 预防喉水肿,可于拔牙前 3 日给予雄激素。

3. 长期应用雄激素衍生物,如达那唑和氨基己酸。

4. 喉水肿时可给予肾上腺素喷雾喉部或皮下注射。

5. 抗纤溶药物如氨基己酸(EACA),可用于处于发育阶段症状严重的儿童,也可用于雄激素治疗无效或不能耐受其不良反应的患儿。

## 十九、肠病性肢端皮炎

肠病性肢端皮炎是一种因小肠吸收锌的功能缺陷,致体内含锌量减少的常染色体隐性遗传病。婴儿期发病,以口腔周围和肢端之皮炎、腹泻、秃发为其临床特征,不治可致死亡。

【诊断要点】

1. 多发于1岁左右的婴幼儿。

2. 皮肤损害好发于四肢末端及口腔、鼻、耳道周围等。

3. 在皮损的部位上发生水疱、大疱,分批出现,很快干燥、结痂和形成鳞屑,多呈对称性分布,酷似银屑病。此外,尚可伴有传染性口角炎及睑缘炎,易继发白念珠菌感染及甲的生长不良。

4. 常伴有食欲缺乏、顽固性腹泻、复发性口腔溃疡,下肢溃疡长期不愈。

5. 多有秃发,生长发育落后,易致感染。

6. 慢性病程,可随年龄增长而逐渐减轻。在较重的病例,身体生长和性的成熟受阻,并伴精神压抑,可出现变态人格,对严重病例不治则可死亡。

7. 血清、红细胞、发锌及尿锌等皆降低。

【鉴别诊断】

本病应与大疱性表皮松解症相鉴别,后者与遗传有关,多在出生时发病,皮损为大小不等的水疱,分布于受压和摩

擦部位。

【防治】

1. 加强皮肤清洁卫生，防止继发感染。

2. 提倡母乳喂养。

3. 口服双碘喹啉、磺胺二甲嘧啶，静脉滴注棉籽乳剂或水解蛋白均可使症状缓解。

4. 口服硫酸锌，疗效显著，且此药来源丰富，价格低廉，故目前作为治疗本病的首选药物。患儿一生需要补锌，婴幼儿开始治疗时每日补锌 3mg/kg。

【注意事项】

本病需终身补锌，故应预防慢性锌中毒。婴幼儿患者如治疗不及时可致死亡。

# 第 11 章　变态反应性皮肤病

## 一、婴儿湿疹

婴儿湿疹是一种常见的由内、外因素引起的过敏性皮肤炎症。其临床特点为:①大多出生后 1～3 个月发病,6 个月以后逐渐减轻,1.5 岁后多可逐渐自愈。②皮疹多见于头面部,并向颈部、肩部、背部、臀部、四肢扩散乃至泛发全身。③皮损初期为散在或聚集的小红丘疹或红斑、小水疱、黄白色鳞屑及痂皮(彩图 23)。④可伴有渗出、糜烂或继发感染,愈后不留瘢痕。⑤患儿烦躁不安,夜间哭闹,影响睡眠和食欲。⑥常有全身瘙痒。

【诊断要点】

1. 按发病过程分为 3 期

(1)急性期

①急性发病。

②皮损为多数群集的小红丘疹和红斑,迅速变为丘疱疹和小水疱,糜烂且有黄色渗液,并覆以黄白色痂皮,逐渐向四周扩延。

③面部皮肤潮红、肿胀。

④腋窝、腹股沟部、肛门周围多合并糜烂。

⑤常并发感染，可有低热。

⑥患儿夜不能眠、烦躁不安。

（2）亚急性期

①急性湿疹的渗出、红肿、结痂逐渐减轻。

②皮损以小丘疹为主，可有白色鳞屑、少量的丘疱疹及糜烂面。

③瘙痒减轻可持续很长时间。

④多由急性期转变或治疗不当所致。

（3）慢性期

①多见于 1 岁以上的婴幼儿，有反复发作史。

②皮损为色素沉着。

③皮肤变粗、变厚。

④可出现苔藓样变。

⑤多分布于四肢的肘窝、腘窝处。

⑥皮损发生在掌跖，可有皲裂及疼痛。

⑦可急性发作，剧烈瘙痒。

2. 按皮肤损害可分为 3 型

（1）脂溢型

①多见于 1～3 个月的小婴儿。

②前额、颊部、眉间皮肤潮红并有黄色油腻性鳞屑。

③头顶部有较厚的黄痂。

④颌下、后颈、腋窝及腹股沟处有擦烂、潮红、渗出。

⑤患儿之母在妊娠期常患有皮脂溢出性皮炎或严重的痤疮。

⑥患儿 6 个月多能自愈。

（2）渗出型

①多见于3～6个月的肥胖婴儿。

②两颊可见对称性粟粒大小的红色小丘疹、小水疱及红斑，基底部水肿，大片状糜烂渗出，有黄色厚痂。

③抓痒后常有出血和黄棕色软痂，去痂后露出鲜红色糜烂面，呈颗粒状，易出血。

④如治疗不当可向全身蔓延，并可继发感染。

(3)干燥型

①多见于6个月至1岁的婴儿。

②好发生于急性期及亚急性期以后。

③面部、躯干及四肢伸侧出现丘疹、红肿、硬性糠秕样脱屑及鳞屑结痂，但无渗出。

④患儿多合并不同程度的营养不良。

【鉴别诊断】

1. 擦烂　好发于肥胖婴儿，夏季多见，患儿常有流涎、腹胀及局部皮肤不洁。

2. 接触性皮炎　有接触史，皮损发生在接触部位，境界清楚。

3. 尿布皮炎　皮损发生于会阴、股内侧，境界分明，有弥漫性红斑或少许丘疱疹，勤洗、勤换尿布，尿布保持清洁、干燥即可自愈。

4. 念珠菌病　皮损为淡红色斑片及扁平小丘疹，边缘隆起，可有少量鳞屑，境界清楚。可查到真菌。

【防治】

1. 调整饮食

(1)避免喂哺过量、过频。

(2)对牛奶过敏者，可延长煮沸时间或改喂羊奶、豆浆。

(3)对蛋白质过敏者,可只喂蛋黄,乳母可暂停吃鸡蛋。

2. 给予抗组胺类药物　单一或轮流口服氯苯那敏、异丙嗪、苯海拉明等药物。

3. 抗生素　有继发感染者可应用青霉素或红霉素。

4. 局部治疗

(1)急性期:可用 1%～4%硼酸溶液湿敷,外涂依沙吖啶氧化锌软膏。湿敷 2～3 天即可。

(2)亚急性期:用 1%～4%硼酸溶液冲洗,再涂炉甘石洗剂或维生素 $B_6$ 软膏。

(3)慢性期:可应用各种含皮质激素的软膏及皮炎平等。

【注意事项】

1. 不宜长期口服或外用糖皮质激素药物,以免停药后复发或皮肤萎缩。

2. 渗出型者忌用热水洗。

3. 干燥型、渗出型者,乳母应忌食辛辣、鱼腥、刺激性食物。

## 二、儿童期湿疹

儿童期湿疹多属于干燥性湿疹,可始于儿童期发病,也可由婴儿湿疹迁延。慢性扁桃体炎、龋齿及肠道寄生虫病常为诱发因素。

【诊断要点】

1. 多见于 3～7 岁的年长儿。

2. 病程呈慢性经过。

3. 在四肢伸侧发生棕红色丘疹,大而隆起。在肘窝、腘窝、颈部两侧、腕关节及背部有粗糙鳞屑的棕褐色苔藓样变,多融合成片。

4. 搔抓后多有少量渗液、表皮脱落及抓痕。

5. 经久不愈的苔藓样变,皮肤逐渐变厚,周围有少许散在性丘疹。

6. 儿童剧烈瘙痒、脾气急躁、性格孤僻。

7. 可并发支气管哮喘、过敏性鼻炎。

【防治】

1. 积极寻找过敏原,去除任何可疑病因。

2. 清除慢性病灶。

3. 口服抗组胺药物。

4. 每日用温水清洗后外涂各种湿疹软膏,如黄连膏、尿素软膏或氟轻松软膏等。

## 三、遗传过敏性皮炎(异位性皮炎)

遗传过敏性皮炎具有遗传史,常伴有过敏性疾病。

【诊断要点】

1. 婴儿期

(1)多发病于 1～6 个月的婴儿。

(2)皮肤损害见于额部、面颊、耳郭、头皮、下颌、四肢及躯干等部位。

(3)初起为红斑、丘疹、丘疱疹及水疱,互相融合成片,边缘不清。

(4)皮疹呈多形性,瘙痒明显,抓破后露出鲜红色的糜烂面,干后结痂,头皮可有黄色脂溢性痂皮。

(5)病情时轻时重,注射预防疫苗或出牙时病情加重。

(6)多在 2 岁内痊愈,有遗传过敏家族史。

2. 儿童期

(1)多在 4 岁左右发病或自婴儿期迁延而来。

(2)好发于肘窝、腘窝等处,并可侵犯四肢伸侧或屈侧。皮损为局限、对称、肥厚性丘疹,微红,渗出少,表面粗糙呈苔藓样变。

(3)抓破后发生糜烂、渗出、结痂(彩图 24),附近淋巴结肿大,无疼痛。

(4)病程长,常反复发作。

(5)外周血嗜酸性粒细胞增高,IgE 增高。

【鉴别诊断】

1. 婴儿湿疹　皮损无固定的发病部位,无遗传过敏家族史。

2. 新生儿脂溢性皮炎　皮损多发生于头皮、眉区、鼻翼凹处,出生即发病,为暗红色斑上附有油腻性黄色鳞屑。

【防治】

1. 注意保护小儿皮肤,避免过度洗烫、肥皂刺激及过度搔抓。

2. 避免摄入过敏性食物,乳母亦应忌可疑过敏性食物。

3. 彻底治愈慢性过敏性疾病。

4. 局部治疗,可用炉甘石洗剂、硼酸溶液湿敷或各种消炎及止痒软膏。

5. 全身治疗,可用抗组胺类药物,严重者可短期应用糖皮质激素。

【注意事项】

本病迁延反复,少数患儿成年后可患支气管哮喘或过敏性鼻炎。

## 四、接触性皮炎

接触性皮炎是由于皮肤或黏膜直接接触致敏物后发生的急性皮炎，小儿并非少见。

【诊断要点】

1. 有直接接触致病刺激物的病史。

2. 有一定的潜伏期，短者数分钟，长者几周不等。

3. 皮损多发生在颜面、颈部、四肢等暴露和接触部位。

4. 皮损表现为局部潮红、红斑、水肿及少许密集的丘疹（彩图 25），重者有皮肤肿胀、水疱、糜烂、坏死，并渗出血液或分泌物。

5. 自觉剧痒、灼痛、烦躁不安。

6. 全身泛发急性皮炎，可有高热、头痛、恶心、呕吐和继发感染。

7. 皮疹多在 1～2 周消退，病程有自限性。

【鉴别诊断】

应与婴儿湿疹相鉴别，婴儿湿疹多在出生后 1～3 个月发病，皮损多分布于头面部，无致敏物接触史及潜伏期。

【防治】

1. 查出病因，避免接触。

2. 避免外用刺激性强或易致敏的药物。

3. 渗出性者禁用任何乳剂或油膏。

4. 急性期可用炉甘石洗剂或粉扑；渗液多者可用 1％～4％硼酸溶液湿敷；有水疱者，可抽出液体，外涂 40％氧化锌油或 15％氧化锌糊膏。

5. 慢性期可用黑豆馏油软膏。

6. 有继发感染者，可用抗生素软膏或口服抗生素。

7. 病情严重者，可应用糖皮质激素软膏或短期内口服糖皮质激素。

## 五、药物性皮炎（药疹）

药物进入人体后可引起皮肤及黏膜发炎。

【诊断要点】

1. 有用药史，主要是内服药，外用药亦可出现药物性皮炎。

2. 有一定的潜伏期，第一次用药不发病，经过 4～20 日后继续用药，可在几分钟至 24 小时，最多不超过 72 小时出现药疹。

3. 皮疹形态呈多种多样，如猩红热形药疹、红斑形药疹、麻疹形药疹、玫瑰糠疹形药疹、荨麻疹形药疹（彩图 26）、多形红斑形药疹、紫癜形药疹、大疱性表皮松解形药疹、剥脱性皮炎形药疹及固定性红斑等。

4. 皮肤损害形态除固定性红斑外，均系全身性、对称性和广泛性分布。

5. 突然发病，常伴有畏寒、发热等前驱症状。

6. 严重患儿可伴有多系统、多器官受损表现。

7. 病程多不超过 1 个月，除重症者外，一般无生命危险。

【鉴别诊断】

药物性皮炎需与猩红热、麻疹相鉴别，见表 11-1。

表 11-1 药物性皮炎的鉴别诊断

| | 药物性皮炎 | 猩红热 | 麻 疹 |
|---|---|---|---|
| 病史 | 有服药史和一定的潜伏期 | 有与本病接触史 | 有与本病接触史 |
| 皮疹特点 | 任何部位均可发生，且颜色鲜艳 | 从耳后、颈部、颌下向全身蔓延，呈鲜红色 | 始于耳后、颈部、额部、颊部并蔓延全身，玫瑰色到暗红色 |
| 中毒症状 | 无 | 有急性病容 | 有急性病容 |
| 其他表现 | 可累及心、肝、肾 | 咽峡炎、草莓舌，愈后无大片脱片 | 颊黏膜有麻疹斑，上呼吸道症状明显 |

【防治】

1. 家长要了解药物即可治病，也可以致病，小儿生病时不要动辄吃药、打针，应及时请医师诊治。

2. 如小儿系过敏体质或已发生药物性皮炎，就医时应向医师报告。

3. 医师应询问患儿有无药物过敏史。

4. 用药后患儿出现皮肤瘙痒、红斑、发热等，应立即停药。

5. 用药时只用必需之药，尽量少采用联合用药，一定要掌握所用药的性能。

6. 治疗要有计划，药物种类不宜过多、剂量不宜过大、时间不宜过久。

7. 对已发生药物性皮炎的患儿，应随身佩戴药物禁忌卡，以备查考。

【治疗】

1. 停用一切可致药物性皮炎的药物。

2. 加快排泄，多饮水或静脉输液，必要时给予利尿药和作用温和的泻药。

3. 加强支持疗法，应卧床休息，给予高热能、高维生素饮食。

4. 口服药可给予抗组胺药、维生素 C、葡萄糖酸钙等。

5. 重症患者可给予糖皮质激素、抗生素、输血或输血浆。

6. 外用各种保护药、止痒药或 0.5％新霉素膏。

## 六、皮肤划痕症（人工荨麻疹）

【诊断要点】

1. 用修钝的指甲或骨针钝端划过皮肤后，出现红斑、红晕、风团损害的典型三联征。

2. 10 分钟后三联征消失，再划再起。

【防治】

同荨麻疹处理。

## 七、褶烂（间擦疹、擦烂红斑）

由于皮肤皱褶处的湿热、积汗、摩擦等引起的急性浅表性皮炎。

【诊断要点】

1. 多见于新生儿及肥胖的婴儿。

2. 好发于颈前、耳根后窝、腋窝、腹股沟、阴囊与大腿之间及臀窝或肛门周围等。

3. 皮肤出现潮红、充血、微肿，继而出现丘疹、水疱、糜烂、渗液，继发感染可形成微小脓肿及溃疡（细菌或真菌感染）。

4. 局部发热及痛感。

【鉴别诊断】

需与尿布皮炎相鉴别。

【防治】

1. 皮肤皱褶处要经常保持清洁、干燥。

2. 洗澡后在皮肤皱褶处揩干水分，撒以无刺激性的爽身粉。

3. 在红斑期撒以扑粉，糜烂处涂以40％氧化锌油或用3％硼酸溶液湿敷，有细菌感染者可涂0.5％新霉素软膏或用依沙吖啶溶液湿敷。

## 八、尿布皮炎（臀红）

由于尿布沾污大、小便及未洗净的肥皂，摩擦后引起的接触尿布部位皮肤的擦烂。

【诊断要点】

1. 多见于新生儿及较小的婴儿。

2. 好发于臀部、会阴、外生殖器、股内侧及下腹部等处。

3. 患处皮肤出现大片红斑，边缘清楚，表面有丘疹、水疱、糜烂、溃疡。

4. 继发细菌感染者可化脓，出现高热，有时可伴有真菌感染。

【鉴别诊断】

需与婴儿湿疹、脂溢性皮炎、褶烂相鉴别，见表11-2。

表 11-2　尿布皮炎的鉴别诊断

| | 尿布皮炎 | 婴儿湿疹 | 脂溢性皮炎 | 褶烂 |
|---|---|---|---|---|
| 发病 | 新生儿肥胖者 | 新生儿、小婴儿 | 1～3 个月的婴儿 | 新生儿 |
| 皮损部位 | 颈前、耳后、腋窝、腹股沟、阴囊、臀及肛门 | 臀部、会阴及外生殖器 | 头面部，泛发全身 | 头皮、眉间、鼻翼、耳后 |
| 皮损特点 | 潮红、充血、丘疹、糜烂、渗液 | 大片潮红、丘疹、水疱、糜烂、脓疱或溃疡 | 水疱鳞屑、小红丘疹、红斑、痂皮 | 淡红色斑疹、有油性鳞屑 |

【防治】

1. 婴幼儿大、小便后，用温水冲洗干净，轻轻揩干并撒扑粉，保持局部清洁、干燥、通风。

2. 及时换尿布。尿布应在清水中浸泡，开水煮沸，冷水洗净，晒干，有条件者提倡使用一次性尿布。

3. 尿布的质地应当细软，最好使用旧白布，忌用橡胶或塑料制品。

4. 局部治疗：①轻者只搽 2% 甲紫溶液及局部暴露。②糜烂时可敷以氧化锌糊剂。③有继发感染时给予依沙吖啶外敷。

## 九、荨麻疹(风疹块)

荨麻疹是由于皮肤、黏膜小血管扩张及渗透性增加而出现的一种局限性水肿反应。

【诊断要点】

1. 发病较急，可因进食某种蛋白质致病，对寒冷敏感或有慢性感染等。

2. 皮肤突然发痒，很快出现大小不等的鲜红色风团，孤立或散在，逐渐扩大融合成片（彩图27）。

3. 数小时内水肿减轻，风团变为红斑而渐消失。但新的风团又陆续发生，此起彼伏。

4. 严重者可伴有心悸、恶心、呕吐及过敏性休克，或出现急腹症表现，或出现呼吸困难甚至窒息，或有败血症表现。

【鉴别诊断】

1. 丘疹性荨麻疹　好发于四肢伸侧及躯干，在纺锤形的红色丘疹中央有水疱，消退后遗留淡褐色斑。

2. 多形性红斑　好发于四肢末端，皮疹为多形性，有虹膜样损害。

【防治】

1. 找出病因，避免可疑的致病因素。

2. 进食易消化食物，暂忌某些蛋白质食品。

3. 按过敏治疗，可口服苯海拉明、氯苯那敏或异丙嗪、维生素C及钙制剂。

4. 皮疹广泛及有呼吸困难者，立即皮下注射0.1%肾上腺素0.2～0.5ml，同时内服或肌内注射抗过敏药物数日，以防喉头水肿。

5. 经治疗无效者，可短期应用糖皮质激素。

6. 局部可外涂各种止痒药，如樟脑（薄荷）炉甘石洗剂。

7. 由脓毒血症或败血症引起者，应立即应用有效的抗生素治疗。

## 十、血管性水肿

本病是一种急性局限性水肿，好发于疏松组织或黏膜组织。

【诊断要点】

1. 好发于眼睑、口唇、外生殖器、手、足及喉头等部位。

2. 突然发生局限性水肿，局部呈苍白色或淡红色，边界不清，表面光滑，有弹性。

3. 自觉局部发胀、瘙痒或灼热感。

4. 发生于喉头黏膜者出现呼吸困难、窒息，可导致死亡。

5. 可于夜间发生，持续数小时至 3 日后逐渐消退，也可反复发作。

6. 常与身体其他部位的荨麻疹同时存在。

7. 部分患儿有遗传史。

【防治】

1. 同荨麻疹。

2. 出现喉头水肿或发生窒息时，应采取紧急措施。

(1)0.1%肾上腺素 0.3～0.8ml 肌内注射。

(2)口含冰块或喉头放置冰袋。

(3)静脉滴注糖皮质激素，如地塞米松等。

(4)严密观察，病情不见缓解者，需气管切开。

## 十一、丘疹性荨麻疹

丘疹性荨麻疹是婴幼儿常见的风团样丘疹性皮肤病。

【诊断要点】

1. 多有蚊、蚤、螨、蠓、臭虫等叮咬的病史。

2. 多发生于温暖季节，婴幼儿及儿童多见。

3. 皮肤损害为淡红色风团样丘疹，纺锤形，质硬，中央有一小丘疹或小水疱，多分批出现。

4. 多发于躯干、前臂、下肢，尤其伸侧最为多见，面颈部亦可发生。

5. 自觉瘙痒，1 周左右皮疹逐渐消退，可遗留色素沉着，但仍可继续发生。

6. 有继发感染时，可有淋巴结肿大及发热。

【鉴别诊断】

应与水痘相鉴别(表 11-3)。

**表 11-3　丘疹性荨麻疹与水痘的鉴别**

| | 丘疹性荨麻疹 | 水　痘 |
|---|---|---|
| 病因 | 变态反应、食物过敏 | 病毒 |
| 发病部位 | 腰部、背部、腹部、臀部、小腿 | 向心性分布 |
| 皮损表现 | 风团样丘疹，中央有水疱 | 炎症性丘疹、水疱，有脐窝 |
| 黏膜受累 | 无 | 有 |
| 前驱症状 | 无 | 发热、消化不良、无力 |

【防治】

1. 积极寻找病因，去除诱因，避免进食引起过敏的食物。

2. 加强灭蚊、蚤、螨、蠓等害虫。

3. 局部外涂炉甘石洗剂。

4. 口服抗组胺类药物，如苯海拉明、氯苯那敏等。

5. 继发感染时可外涂 0.5％新霉素软膏，必要时口服抗

生素药物。

## 十二、结节性红斑

结节性红斑是由多种因素引起的结节型皮肤血管过敏性迟发性炎症。

【诊断要点】

1. 主要见于患风湿热、猩红热及原发性结核病的儿童。

2. 发病突然，先有发热、咽痛、关节酸痛、四肢乏力等全身症状，好发于春、秋季。

3. 皮损见于小腿伸侧、四肢及臀部等处。

4. 相继成批出现较多的鲜红色结节，呈圆形或椭圆形，直径 2～5cm，高出皮肤，表面光滑、发亮，疼痛及压痛。

5. 3～6 周结节由硬变软，由鲜红转为紫红、青黑色、褐色的色素沉着，最后消失，不破溃。

6. 红细胞沉降率增快，外周血白细胞总数增高，蛋白电泳 $\alpha_2$ 球蛋白及 $\gamma$ 球蛋白增高。

7. 本病有自限性，预后良好，但易复发。

【防治】

1. 积极治疗原发病，卧床休息。

2. 禁止服用可致敏的药物和食物。

3. 口服吲哚美辛、阿司匹林。

4. 重者可服泼尼松。

5. 口服烟酸、维生素 C、复方丹参片等。

# 第12章 黏膜病

## 一、复发性口疮

复发性口疮是一种病因不明的常见的口腔黏膜，单发、多发或复发性，孤立的圆形或椭圆形浅表溃疡，伴剧烈的自发性烧灼感样疼痛性疾病。病程自限。病因不明，可能与感染、过敏、消化不良、睡眠不足、精神等因素有关。

【诊断要点】

1. 可发生于任何年龄，以儿童多见。

2. 突然发病于颊黏膜、唇内缘、舌缘及腭部、咽部。

3. 初发为米粒、绿豆至黄豆大小的丘疱疹，迅速破溃形成浅表溃疡，中心灰白色、淡黄色薄膜，周边有红晕，单个或多个。

4. 刺痛或灼痛而影响进食。

5. 病程自限，7日左右可自愈。

6. 严重者可有乏力、低热、食欲缺乏、颌下淋巴结肿大及压痛等。

【鉴别诊断】

1. 白塞综合征　本病主要表现有口腔溃疡、生殖器溃疡、眼部病变及皮肤病变。皮肤针刺反应阳性。

2. 手足口病　口腔黏膜出现疼痛性小水疱，疱破后迅速形成灰白色糜烂或小溃疡，本病口腔溃疡多在1周左右治愈，且无复发，并伴有手、足掌针尖大小的炎症性水疱。

【防治】

1. 积极寻找并去除病因，治疗原发病。对症处理，促进溃疡愈合。

2. 加强口腔卫生，注意饮食和睡眠。

3. 口服B族维生素和维生素C。

4. 口服甲硝唑或左旋咪唑。

5. 局部治疗。

(1)0.5%金霉素溶液或复方甲硝唑溶液漱口，每2小时1次。

(2)康复新溶液含用，先口含2～3分钟后再咽下，每日2～3次。

(3)剧痛者可用丁卡因外涂或1%～2%普鲁卡因口含，进食前用以减轻患者疼痛。

6. 以清心泻火为主，佐以清脾胃热、健脾益胃药物。

【注意事项】

婴幼儿应慎用甲硝唑和左旋咪唑，可引起粒细胞缺乏症。

## 二、剥脱性唇炎

剥脱性唇炎是一种以唇红缘持续性脱屑为特征的慢性浅表性炎症疾病。病因不明，可能与寒冷、干燥、舔唇、外伤及感染有关。

【诊断要点】

1. 多见于年长儿。

2. 好发于上、下唇红缘，尤以下唇多见。

3. 唇红缘肿胀、干燥、结痂、皲裂、易出血、反复落屑。

4. 脱屑后露出红嫩的表面，具有烧灼痛、刺痛或触痛。

5. 病程迁延，经久不愈，可持续数月或数年。

【鉴别诊断】

1. 接触性唇炎　有接触唇膏、牙膏的病史，停止接触后唇炎症状则逐渐消失。斑贴试验阳性。

2. 光线性唇炎　有对日光过敏史，日晒后唇部肿胀、疼痛、脱屑，夏季加重，冬季减轻或消失。

3. 腺性唇炎　唇部肿胀，上覆一层胶样薄膜。晨起上下唇往往粘在一起，并可发现肥大的腺体和扩张的腺管开口部。有时可触摸到结节。

【防治】

1. 纠正不良习惯，避免各种刺激。

2. 去除可疑诱因。

3. 保持口腔卫生。

4. 外涂维生素 $B_6$ 软膏、新霉素软膏或皮质激素软膏。

5. 口服 B 族维生素。

6. 局部激光照射。

【注意事项】

小儿不宜照射 X 线。

## 三、腺性唇炎

腺性唇炎又称唇部黏液腺炎。

【诊断要点】

1. 多见于儿童。

2. 下唇肿胀，其上覆盖一层黏液状薄膜，晨起时上、下唇常粘贴在一起。

3. 上唇、颊部有增生的黏液腺。

4. 下唇红缘及齿面有多数黏液腺管开口，呈小结节状。

5. 患处肿胀、胀痛或触痛。

6. 先天性或家族性者，炎症明显，易化脓。

7. 后天性者，炎症不明显，病情较轻。

【鉴别诊断】

应与剥脱性唇炎相鉴别，见“剥脱性唇炎”一节。

【防治】

1. 去除病因。

2. 局部涂抹糖皮质激素软膏。

3. 局部激光治疗。

4. 口服 B 族维生素和维生素 C。

【注意事项】

先天性或家族性腺性唇炎有癌变的可能，应定期去医院检查，有癌变征兆时应手术切除。

## 四、口角炎

口角炎是由于营养不良、感染及食物刺激引起的口角部慢性炎症。

【诊断要点】

1. 多见于儿童。

2. 好发于口角处、唇内黏膜及唇外皮肤。

3. 初起时口角处出现水肿性红斑，继而浸渍发白，并有微小的横裂、糜烂、溃疡、出血、结痂，呈对称性分布。

4. 合并感染时表面有乳白色假膜。

5. 局部疼痛和干燥感，裂深者有剧痛。

6. 一般多在 2～4 周可愈。

【鉴别诊断】

1. 维生素 $B_2$ 缺乏症　本病除有口角炎外，尚有舌炎、阴囊炎，给予维生素 $B_2$ 治疗，疗效显著。

2. 单纯疱疹　好发于唇周、口周及鼻周，病前多有上呼吸道感染史。

【防治】

1. 注意口腔清洁卫生。

2. 加强隔离消毒制度。

3. 加强营养，口服多种维生素。

4. 针对病因治疗。

(1)念珠菌感染者，可用抗真菌制剂。

(2)细菌感染者，可用抗生素治疗。

(3)病毒感染者，可用肽丁胺涂剂。

5. 全身治疗，可口服甲硝唑、左旋咪唑。

## 五、光线性唇炎

光线性唇炎是由于对紫外线过敏所致。

【诊断要点】

1. 多见于在野外活动的青少年。

2. 好发于下唇。

3. 急性期口唇肿胀，相继出现密集的水疱、破溃、糜烂、结痂、溃疡、出血。

4. 慢性期下唇反复出现干燥、脱屑、变薄、纵裂、结痂。

5. 局部紧绷感、灼热、疼痛。

6. 多于暴晒后发病。

7. 有明显的季节性，夏季重，秋、冬季减轻或消失。

【鉴别诊断】

盘状红斑狼疮　口唇有灰白色糜烂或溃疡，皮损处中央萎缩，毛细血管扩张，颧部和鼻梁部的损害可呈蝶形。

【防治】

1. 去除病因。

2. 避免日光照射。

3. 口服B族维生素，局部涂防光剂。

4. 局部皮损可涂皮质激素类软膏。

## 六、牙龈炎

牙龈炎是发生在龈乳头的急性炎症。

【诊断要点】

1. 多发生于学龄儿童。

2. 龈缘和龈乳头发红、肿胀、变形，触之出血，但很少疼痛，称为不洁性龈炎。

3. 牙龈表面干燥，龈乳头增大，色浅，质硬，触之不出血，称为增生性龈炎。

【防治】

1. 儿童要养成正确的刷牙和漱口习惯。

2. 去除刺激物或刺激因素，如去除牙垢和牙石。

3. 局部涂2%碘甘油。

4. 口服B族维生素和维生素C。

## 七、卡他性口炎

卡他性口炎是由于全身感染或局部病变而引起的口腔黏膜急性炎症性反应。

【诊断要点】

1. 多与上呼吸道急性卡他性炎症同时发生。

2. 口腔黏膜充血、水肿、灼热、疼痛。

3. 对酸、甜、咸等食物敏感。

4. 口涎黏稠、增多,影响进食。

5. 口腔黏膜表面极易脱落,但不形成溃疡。

6. 颌下淋巴结肿大。

7. 严重者出现低热、恶心、呕吐、乏力等全身症状。

【防治】

1. 保持口腔清洁卫生。

2. 患病后应加强口腔护理。

3. 局部可涂冰硼油、甲紫。

【注意事项】

卡他性口炎是儿童口炎中最轻的一型。病情轻者可不必做任何处理。值得注意的是,它常是一些严重口炎或全身感染的先兆。

## 八、细菌感染性口炎

细菌感染性口炎又称膜性口炎,是由金黄色葡萄球菌和溶血性链球菌感染所引起的口腔黏膜急性反应。

【诊断要点】

1. 多见于儿童。

2. 可伴有全身性疾病。

3. 口腔黏膜充血、水肿，迅速出现糜烂面和假膜形成。

4. 剥脱假膜可见出血面，不久又被假膜覆盖或形成浅溃疡。

5. 假膜呈灰白色，患处剧痛，口涎黏稠而多，无明显口臭。

6. 附近淋巴结肿大，疼痛，发热，畏寒，外周血白细胞计数增高。

7. 病程较长。

【防治】

1. 积极治疗原发病或伴发病。

2. 注意口腔卫生。

3. 加强口腔护理，多清洗口腔或用防腐液漱口。

4. 局部治疗

(1)清除假膜后，再涂以复方甲紫(1%甲紫和1%吖啶黄各半混合液)。

(2)局部外用2.5%金霉素鱼肝油，可促进黏膜生长。

(3)可涂锡类散、冰硼散等。

【注意事项】

1. 细菌感染性口炎不宜用过氧化氢溶液(双氧水)清洗口腔黏膜，因为酸性过强刺激病灶，可使疼痛加重。

2. 流涎过多者，散剂不易附着患处表面，故疗效较差。

## 九、疱疹性口炎

疱疹性口炎是由单纯疱疹病毒引起的小儿最常见的急性口腔黏膜病。

【诊断要点】

1. 多在冬、春季流行。

2. 多见于学龄前儿童。

3. 发病前多有不同程度的发热。

4. 好发于唇红缘、口周皮肤、口腔黏膜。

5. 初起为红色斑疹,迅速形成多数小水疱,周围有红晕,先痒后痛。

6. 水疱破溃,溃疡,迅即结痂,数日后脱痂自愈。

7. 颌下淋巴结肿大。

8. 病程为7～10天。

【防治】

1. 积极治疗全身性疾病。

2. 注意口腔卫生,加强口腔护理。

3. 给予流食或半流食。

4. 口服B族维生素和维生素C。

5. 有继发感染者,应用抗生素治疗。

6. 局部治疗。

(1)先用1%依沙吖啶溶液湿敷后涂鱼肝油软膏。

(2)饭前用1%普鲁卡因溶液漱口。

(3)有溃疡者可用丁卡因溶液涂布。

## 十、皱襞舌

皱襞舌是一种先天性发育异常,亦可继发于其他疾病,又称阴囊舌或沟纹舌。

【诊断要点】

1. 可有家族史。

2. 发病于婴儿期。

3. 舌体较同龄儿大，舌表面有多数沟纹。

4. 沟纹像脑纹者，称脑纹舌，舌缘有牙痕。

5. 沟纹像叶脉者，称叶脉舌。

6. 沟纹呈不规则形者，酷似阴囊皮肤，又称阴囊舌。

7. 一般无自觉症状。

【防治】

1. 寻找并去除可能病因。

2. 注意口腔卫生，饮食后宜用淡盐水含漱以清除积留在沟裂内的食物碎屑。

3. 本病不影响健康，一般无须治疗。

## 十一、地图舌

地图舌是一种病因不明的舌黏膜疾病。

【诊断要点】

1. 多发于儿童，尤以婴幼儿多见。

2. 表现在舌背、舌尖、唇、颊及腭部黏膜。

3. 黏膜损害为多发性、指甲大小、边缘清楚的无定形红斑，红斑边缘呈灰黄色或灰白色，略突起。

4. 红斑区渐向周围扩大，呈环形，互相融合而成为地图形。

5. 黏膜损害处呈游走性，可恢复正常，亦可复发，此愈彼起。

6. 病程迁延，多无自觉症状。

【防治】

1. 一般对健康没有影响，无须治疗。必要时寻找病因并去除之，纠正消化道功能紊乱及内分泌失调。口服B族维生素。

2. 注意口腔卫生。

3. 患儿缺锌者，应酌情补锌。

4. 目前尚无特殊的治疗方法。

## 十二、舌　炎

舌炎是一种由多种疾病引起的舌部病变。

【诊断要点】

1. 任何年龄均可患病。

2. 好发于舌前部、舌尖及舌缘。

3. 初起时出现光滑的小斑点或舌面光滑，或呈紫红色。

4. 在损害处迅速出现浅表溃疡。

5. 自觉疼痛和灼热感，对甜、酸、咸、苦、辣极敏感。

6. 婴幼儿可伴口涎增多，颌下淋巴结肿大。

7. 舌面光滑或舌乳头肿胀。

8. 病程迁延，缓解与加重交替出现。

【防治】

1. 积极去除病因，治疗原发病。

2. 纠正贫血和胃肠功能紊乱。

3. 补充多种维生素，尤其是B族维生素和维生素C。

4. 局部治疗。

(1)可涂抹锡类散、冰硼散、冰硼油。

(2)饭前可用1%普鲁卡因溶液漱口或涂布。

(3)疼痛甚者可用0.5%丁卡因溶液涂布溃疡面。

## 十三、舌系带过短

【诊断要点】

1. 新生儿的舌系带通常是延伸到舌尖或接近舌尖，属正常现象。

2. 2 岁以后的儿童舌尖逐渐远离舌系带，属正常生理发育。

3. 3 岁时如舌系带妨碍舌前伸并影响语音清晰者，可谓舌系带过短。

【治疗】

1. 将舌系带薄膜的前部剪开即可。

2. 舌系带缩短者，应手术治疗。

## 十四、流涎症

【诊断要点】

1. 出生后 3～7 个月时出现流涎，是因为进食淀粉类食物，口水分泌增多，为正常现象。

2. 半年后初萌乳牙，刺激神经分泌大量唾液，出现口涎外流，亦非病态。

3. 少数幼儿直到 3 岁，吞咽唾液的功能方健全起来，可迅速吞咽口水，而不再流涎。

4. 小儿因患口腔、舌、咽部炎症与神经系统疾病及呆小病等，因唾液过多或不能吞咽者，口涎外流，称为流涎症。

【治疗】

积极治疗原发病。

## 十五、再发性化脓性腮腺炎

再发性化脓性腮腺炎又称儿童复发性腮腺炎，其病因尚不十分清楚。

【诊断要点】

1. 多发于青春期以前，以3～4岁前为多。

2. 大部分患儿发病前有流行性腮腺炎接触史或患过流行性腮腺炎。

3. 一侧或双侧腮腺肿大，大小不等，持续数日或数周后消退，可反复肿大。

4. 自觉胀痛，局部皮肤无红肿，腮腺导管口红肿不明显，少有分泌液。

5. 全身症状多不显著，少数患儿有腮腺肿块。

6. 发病年龄越早，复发次数越多，于青春期后不再发作。

【防治】

1. 加强营养，增强机体抗病能力。

2. 预防感冒，尽量少去公共场所。

3. 饮食以半流食或软食为主，保证足够液体量。

4. 避免刺激性食物及酸性饮料，保持口腔卫生。

5. 急性期可用抗生素治疗。

6. 中药口服或外涂。

# 第13章　皮肤附属器疾病

## 一、皮脂溢出

皮脂溢出是由于皮脂腺分泌旺盛的一种表现。

【诊断要点】

1. 多见于婴幼儿及青少年。

2. 好发于头皮、颜面、鼻、胸部、背部。

3. 皮脂溢出为局部皮脂分泌亢进，毛发油光，面部如涂脂，拭去后又复溢出。

4. 皮脂腺口扩大或由脂栓充塞，极易挤出白色条状软脂。

5. 干性皮脂溢出，头部可见灰白色糠秕样鳞屑，伴有瘙痒。

6. 病程长者头发脱落稀疏，称为脂溢性脱发。

【防治】

1. 限制过多摄入脂肪及糖类饮食。

2. 多食新鲜蔬菜和富含B族维生素的食物。

3. 禁用肥皂洗发，并减少洗头次数。

4. 注意头发清洁卫生，避免搔抓，以防感染。

5. 口服维生素 $B_2$、维生素 $B_6$。

6. 局部可用除脂、止痒粉剂或洗剂。

## 二、脂溢性皮炎

脂溢性皮炎是一种病因不明的在皮脂溢出的基础上由内、外因素引起的皮肤慢性炎症。

【诊断要点】

1. 多见于6个月以内的肥胖婴儿及青春期少年。

2. 好发于皮脂腺丰富的头皮、前额、眉际、耳后、颊部、背部、会阴及身体皱褶处。

3. 初发的皮肤表现为数个小丘疹，逐渐扩大为不规则的黄红色斑片，其上覆盖干燥或油腻的鳞屑及黄色油性痂皮（彩图28）。

4. 自觉瘙痒，时愈时发。

5. 严重者渗出多、面积大，可波及颈部及躯干等处。

6. 大多数患者无并发症，3～4周痊愈。

7. 病程中易继发湿疹或细菌、真菌感染。

【鉴别诊断】

1. 玫瑰糠疹　本病不侵及头部，多发生在颈部、躯干及四肢，皮疹为玫瑰色。

2. 湿疹　本病无一定的好发部位，无油腻性鳞屑，皮疹是多形性，常出现水疱，瘙痒显著。

【防治】

1. 减少牛奶中的脂肪、糖含量，增加蛋白成分。

2. 给予适量的水果或蔬菜汁，或口服维生素 $B_2$、维生素 $B_6$ 或复合维生素B等。

3. 局部宜用温水洗浴，而不宜用碱性强的肥皂。

4. 头皮厚痂可用硫黄软膏或 2%水杨酸花生油揩拭，结痂脱落后再用维生素 $B_6$ 软膏外涂。

5. 消炎、止痒可用硫黄洗剂、去头屑洗剂或 1%煤焦油洗剂等。

6. 有继发感染者，可同时应用皮质激素霜与抗生素霜。必要时可口服有效的抗生素，以控制炎症。

## 三、寻常性痤疮

寻常性痤疮是由于毛囊、皮脂腺的慢性炎症导致皮脂腺管及毛孔堵塞，皮脂分泌不畅所致。

【诊断要点】

1. 本病好发于青春期前后，儿童可在 8～9 岁出现寻常性痤疮。男孩多见。

2. 轻者在毛囊口出现黑头粉刺。

3. 重者毛囊周围发炎，毛囊口有丘疹，顶端有黑头粉刺，好发于面部及胸背部(彩图 29)。

4. 继发感染者丘疹顶端有脓疱、黑头粉刺、炎性丘疹、脓肿组成痤疮。

5. 毛囊破溃，炎症发展至真皮，可形成结节或囊肿。有痒感、疼痛及触痛。

6. 脓液排出后遗留暂时性瘢痕，并有色素沉着。

7. 病程呈慢性经过，发育期过后多自愈。

【鉴别诊断】

1. 医源性痤疮　因长期服用肾上腺糖皮质激素后，在面部及躯干出现痤疮样皮肤损害，炎症反应较重，红肿明显，但无黑头粉刺。

2. 面部扁平疣　顶部扁平、肤色至稍深于肤色的丘疹。

3. 结节性硬化症的血管纤维瘤　见于鼻唇沟、面颊及下颌部的红色的柔软的丘疹，典型的皮损发生于2～4岁。

4. 传染性软疣　丘疹顶部有中央脐凹。

【防治】

1. 少食动物性脂肪、甜食及辛辣等刺激性食物。

2. 保持皮肤清洁卫生，用温水或硫黄皂除去皮肤油腻。

3. 禁用糖皮质激素类药物和脂性化妆品。

4. 多吃新鲜蔬菜和水果等。

5. 口服维生素A、维生素$B_2$、维生素$B_6$、维生素C及维生素E等。

6. 有继发感染者可外用或口服抗生素。

7. 局部治疗，可用0.05%～0.1%维A酸霜外涂或复方硫黄洗剂，或水杨酸洗剂等。

## 四、毛发疾病

小儿的毛发疾病或毛发异常多由于先天性、遗传性或全身疾病所引起。

### (一)念珠形毛发

念珠形毛发(结节形毛发)是发干发育缺陷所致，多为常染色体显性遗传。

【诊断要点】

1. 出生时胎毛正常。

2. 初期毛发干燥、无光泽，发干粗细不均，粗大部分为纺锤形，整根毛发呈梭形肿胀，似念珠状。

3. 病发干脆、易折断，发长一般不超过1～2cm。

4. 头皮损害以根部最显著，初为片状，渐侵犯全头皮、眉、睫及其他有毛部位的毛发。

5. 儿童期皮损逐渐加重，持续终身无变化。

6. 本病可并发甲、齿的异常，白内障，发育落后等。

【防治】

目前尚无有效的治疗方法。

**(二)结节性脆发病**

结节性脆发病，一种为先天性的，另一种为获得性的，儿童多为先天性。

【诊断要点】

1. 发干呈结节性肿胀且有单个或多个膨出肿胀的结节。

2. 发干结节是发干不全横折或已折断。

3. 儿童患者常可伴发精神发育迟缓和癫痫。

【防治】

至今尚无特效的治疗方法。

**(三)扭发**

扭发是由于先天性发干发育异常所致，为常染色体显性遗传。

【诊断要点】

1. 女孩多发。

2. 出生时毛发多正常，2～3 岁后为病发取代。

3. 毛发表现为毛干扁平，沿长轴而扭曲。

4. 头部可有局限性或弥漫性短发或秃发。

5. 病发干燥，细而脆，易折断，发长不超过 4～5cm。

6. 可累及眉毛、睫毛及腋毛。

7. 可伴发其他先天畸形。

【防治】

目前尚无有效的治疗方法。

**（四）套叠脆发**

套叠脆发（竹节毛发）为常染色体隐性遗传。

【诊断要点】

1. 发病率女婴高于男婴。

2. 发干呈竹节状，干燥，无光泽，质脆，易断。

3. 全身体毛亦可受累。

4. 部分患儿至青春期可有改善或痊愈。

5. 可伴发鱼鳞病、精神发育迟缓及异位性皮炎等过敏性疾病。

【防治】

本病尚无有效的治疗方法。

## 五、多毛症

多毛症是指毛发比同龄、同性别的儿童长得较粗，或较长，或较多。

【诊断要点】

1. 先天性体毛过多（先天性全身性多毛症）

（1）出生后即有头发和体毛增多，长达数厘米，眉毛且浓，两眉可连在一起。

（2）颜面及颈部均匀多毛，长而密。

（3）重者躯干及四肢亦呈多毛，鼻及眼睑多毛更为显著。

（4）可伴牙齿发育不全。

（5）指（趾）甲均正常。

2. 获得性胎毛过多(获得性毳毛增多)

(1)出生后头发和体毛均正常。

(2)伴发或继发于某些严重疾病后，出现全身或局部多毛，密而长。

(3)原发病去除后，全身多毛症状可逐渐消失。

3. 医源性多毛症

(1)出生后头发和体毛正常。

(2)服药后躯干及面部毛增多、增粗。

(3)停药 6 个月至 1 年可恢复正常。

(4)使毛增多的药物有苯妥英钠、链霉素、肾上腺糖皮质激素、二氮嗪等。

【治疗】

(1)由药物引起的多毛症，停药后多可自行恢复。

(2)内分泌紊乱引起的多毛，应予以纠正或切除肿瘤后可望恢复。

(3)局部多毛可外用硫化钡、过氧化氢脱毛。

(4)可采用电解术、激光点灼术或植皮。

## 六、秃　发

【诊断要点】

1. 生理性脱发

(1)新生儿出生后数周头发淡、稀少、细软，色素逐渐加深、变粗、变密、变硬。

(2)从出生数周至 3 岁之内常有不规则脱发，但会逐渐长出新发。

(3)患儿无局部或全身症状。

(4)无眉毛、睫毛和躯体的毛发脱落。

(5)不伴有齿、甲的异常。

2. 斑秃

(1)突然发生的,经过缓慢,反复发生,可自行缓解。

(2)可呈片状脱发或弥漫性全头脱发(全秃)(彩图30),或全身性脱毛(普秃)。

(3)初发于儿童者,易反复发生,日后也易发生全秃。

(4)儿童患全秃很难恢复正常。

(5)可伴发甲病。

【治疗】

1. 局部按摩、紫外线照射、红外线照射。

2. 小片斑秃,局部皮下注射醋酸氢化可的松混悬液加等量普鲁卡因溶液。

3. 积极寻找病因,并去除诱因。

## 七、症状性脱发

症状性脱发是由全身性或局部性疾病或其他因素所引起的脱发。

【诊断要点】

1. 有全身病史。

2. 多在原发疾病恢复期或以后脱发最明显。

3. 可呈弥漫性,头皮干燥,毛发无光泽,极易脱落。

4. 随着原发疾病的治愈,新发不断长出而得以完全恢复。

5. 化学治疗或放射治疗引起者,可为弥漫性或局限性脱发,停用后新发逐渐长出,恢复正常。

6. 婴幼儿佝偻病所致的枕秃，多见于枕部及头部两侧秃发，伴有多汗。

7. 瘢痕性秃发，多为永久性脱发。

【防治】

1. 积极治疗原发病。

2. 加强营养，给予充分的热能、蛋白质及多种维生素。

3. 局部可涂保护剂。

## 八、多 汗 症

多汗症是指患儿出汗过多。全身性多汗可由甲状腺功能亢进、糖尿病、低血糖、结核病、佝偻病、风湿病等引起。

【诊断要点】

1. 皮肤潮湿、黏腻，大汗淋漓、汗水滴滴。

2. 多汗多见于手掌、足跖、腋下、鼻尖、前额、腹股沟部及外阴部。

3. 多见于青少年。

4. 常伴有手、足皮肤发凉、发绀或苍白，易发生冻疮。

5. 足底皮肤浸渍发白，多有足臭。

6. 易发擦烂性红斑、毛囊炎、疖等。

【防治】

1. 积极治疗原发病。

2. 避免精神紧张及情绪激动。

【注意事项】

1. 小儿不宜应用抗胆碱药物，疗效短暂且有口干、皮肤潮红及心悸等不良反应。

2. 小儿亦不宜局部应用收敛性药物。

## 九、汗疱症

汗疱症又称出汗不良，是一种手、足水疱性疾病。

【诊断要点】

1. 多见于儿童期。

2. 夏季常见，可自愈，易复发。

3. 皮损好发于掌跖部及指(趾)侧面。

4. 皮疹为米粒大深在性水疱，呈半球形，高出皮面，内容物清澈或浑浊，无炎症反应。

5. 水疱分批出现，多少不定，对称性分布，很少自破。

6. 水疱吸收后形成领圈状或片状脱屑。

7. 局部伴有多汗、瘙痒或灼热感。

【鉴别诊断】

1. *癣菌疹*　本病皮损为浅在性的小水疱，疱壁薄。其发病与身体其他处有活动性真菌病有关。后者治愈后癣菌疹即自行消失。

2. *手足癣*　多限于手、足部位的局限性水疱，初为大小不等，后逐渐扩大融合成片，境界清楚，病程较长。

【防治】

1. 去除可疑诱因。

2. 局部治疗：有水疱者，涂炉甘石洗剂；多汗者，涂甲醛乙醇；脱屑者，涂曲安西龙霜。

## 十、家族性无汗无痛症

家族性无汗无痛症是一种常染色体隐性遗传病。

【诊断要点】

1. 出生时即发病。

2. 不明原因的反复发热。

3. 注射时无痛感。

4. 出牙以后常咬破唇、舌及手指。

5. 破损处易继发感染、溃疡或残损。

6. 易发生四肢刺伤和骨折。

7. 痛刺激、热刺激及其他刺激等，均不能发汗。

8. 预后不良。

【治疗】

1. 物理降温。

2. 防止外伤及自我残损。

## 十一、毛发颜色异常

毛发颜色异常是指发生在儿童时期的早年灰发和白发。其发生为常染色体显性遗传、自身免疫性疾病、贫血及甲状腺功能亢进。

【诊断要点】

1. 常有家族史。

2. 多为局部性灰白发，常为一片或数片。

3. 出生时或出生后出现白发。

4. 额发灰白，常伴有局部皮肤白斑，生后出现，儿童期可迅速发展。

【防治】

目前尚无有效的治疗方法。

## 十二、粟丘疹

粟丘疹又称白色痤疮，由于皮脂囊管闭塞、皮脂潴留所致。

【诊断要点】

1. 多发生于儿童，并于青春期自行消退。

2. 好发于眼睑周围、颊部、额部、鼻及手背。

3. 皮损为针尖至小米粒大坚实的淡黄色透明的丘疹、小结节，质硬，无自觉症状（彩图 31）。

4. 密集成群，但不融合，散在发生。

5. 用针挑开顶端，可挑出白色坚硬的珍珠样小颗粒。

【防治】

1. 避免强烈日光照射。

2. 口服维生素 C。

3. 局部消毒后，用针挑破丘疹顶尖，挤出白色小颗粒。

## 十三、皮脂缺乏症

皮脂缺乏症是由于皮脂分泌过少或缺乏而引起的全身或局部皮肤干燥。

【诊断要点】

1. 受损部位皮肤干燥、粗糙，并有糠秕样鳞屑。

2. 皮肤可见红色裂沟，无炎症性表现。

3. 头发干燥，失去光泽和滋润，可伴发脱发。

4. 指（趾）甲失去光滑。

5. 常有痒感和疼痛。

6. 冬季加重，并随年龄增长而日趋严重。

【防治】

1. 加强防寒措施。

2. 避免应用碱性洗涤剂。

3. 口服维生素 A 和鱼肝油丸。

4. 局部应用润滑剂或保湿剂。

5. 剧痒者可服用止痒药物。

## 十四、小棘毛壅病

小棘毛壅病可能是一种先天性毛发发育异常。

【诊断要点】

1. 主要见于青少年。

2. 好发于背部、肩部、胸部及上臂外侧等处。

3. 皮损为毛囊口内有一个黑头状的栓塞，高出皮面，外观极似黑头粉刺，有成束软发。

4. 毛囊周围有色素沉着，无炎症反应。

5. 多无自觉症状。

【防治】

1. 去除病因，防止头皮损伤。

2. 用镊子拔出栓塞物，外涂水杨酸、尿素或 1%维 A 酸软膏。

3. 口服维生素 A 或鱼肝油丸。

## 十五、剥脱性角质松解症

剥脱性角质松解症是由多种病因所致的一种皮肤病。

【诊断要点】

1. 多见于儿童期。

2. 夏季加重，冬季减轻。

3. 好发于双侧手掌、足底及手、足背面。

4. 皮损初起时为针尖大小的白点，并向周围扩展，中心部皮肤剥脱或融合成片状脱落。

5. 皮损处无炎症反应。

6. 常与汗疱症并发。

【防治】

1. 加强个人清洁卫生。

2. 局部可涂硫黄软膏或尿素软膏。

## 十六、鼻红粒病

鼻红粒病可能是一种遗传性疾病。

【诊断要点】

1. 多见于小儿，有家族遗传倾向。

2. 好发于鼻尖、鼻翼、颊及额部皮肤。

3. 皮损处出现弥漫性红斑，其上有圆形尖顶丘疹，局部多汗。

4. 多无自觉症状。

5. 慢性病程，可于青春期自行消失或持久不退。

【防治】

1. 局部避免涂搽刺激性药物。

2. 少食辛辣、刺激性食物。

3. 局部可试用液氮冷冻治疗。

## 十七、甲　病

甲病是局部的皮肤病变，类型较多。也是各种全身性原

发疾病在甲板上的反映。

【临床表现】

1. 无甲　甲缺如。多见于先天性甲发育缺陷。

2. 脆甲　甲板易断裂。多见于供血障碍、缺铁性贫血。

3. 薄甲　甲板极薄且脆。多见于甲状腺功能亢进、供血障碍及缺铁性贫血。

4. 厚甲　甲板过度增厚。多见于先天性甲发育缺陷、银屑病及甲真菌病。

5. 反甲　甲板极薄,中央凹陷,周边翘起如匙状。多见于缺铁性贫血、供血障碍、胱氨酸缺乏、湿疹及扁平苔藓。

6. 甲凹点　甲板表面点状凹陷。多见于银屑病、真菌感染。

7. 甲嵴　甲板上有线条状突起,横行或纵行。多见于皮炎、外伤、供血障碍及手部湿疹。

8. 甲分离　甲板与甲床自动脱落(彩图 32)。多见于外伤、真菌感染、银屑病及供血障碍。

9. 嵌甲　甲板过度向侧面生长,长入甲皱褶内而发炎、疼痛。多见于穿鞋太紧及修甲方法不正确。

10. 甲沟炎　甲周红肿、疼痛。多见于细菌或真菌感染。

11. 甲胬肉　背甲皱皮肤向前长和甲床合并。多见于供血障碍及先天性甲发育异常。

12. 软甲　甲板薄且软。多见于甲基质缺损。

13. 白甲　主要有点状、线状白甲与部分白甲或全部白甲(彩图 33)。多见于外伤、真菌感染、遗传、心肾疾病、结核病及肝病等。

14. 黄甲　甲板呈黄色。多见于黄疸、甲癣及药物所致。

15. 绿甲　甲板呈绿色。多见于先天性甲发育异常、细菌或真菌感染。

16. 黑甲　甲板呈黑色(彩图 34)。多见于良性色素痣、甲下出血、血栓、坏死或药物所致。

【防治】

1. 去除病因。

2. 积极治疗原发病。

3. 改善局部血液供给,可给予活血化瘀类药物。

4. 口服维生素 A。

5. 纠正贫血。

6. 对症治疗。

# 第 14 章　色素障碍性皮肤病

婴儿的肤色在出生时通常是较浅的，随着年龄增长慢慢变深，局部色素改变在婴儿和儿童时期非常常见。婴儿和儿童的色素脱失或增加往往与父母有关。

蒙古斑常出现于深色皮肤的新生儿，牛奶咖啡斑也很常见。相反，色素减退性皮肤损害在婴儿中不常见，斑驳病或柳叶斑在婴幼儿中的发病率＜1％。

婴幼儿的皮肤颜色改变通常是遗传性疾病的早期线索，比如结节性硬化的色素减退斑，神经纤维瘤病的牛奶咖啡斑。获得性色素改变也很常见。

## 一、雀　斑

雀斑是皮肤局部色素增多而形成的褐色斑点，有遗传因素，为常染色体显性遗传。

【诊断要点】

1．有遗传倾向，女孩多见。

2．多在 6～7 岁后出现。随年龄增长而逐渐增多，至青春期达高峰，到老年后又逐渐减少。

3．皮肤损害为浅褐色或黄棕色斑点，圆形或椭圆形，多为针尖至绿豆大小，数目不等，大小不定，具多发性和对称性。

4. 好发于面部,尤其是鼻梁处及颧部、颊部、颈部、手背和前臂伸侧等。

5. 境界清楚,表面光滑,无自觉症状,无鳞屑。

6. 夏季经强烈日晒后颜色加深,秋、冬季颜色变浅,数目减少。

【鉴别诊断】

雀斑样痣　多在1～2岁时发生在面颈部的扁平斑状痣,颜色较深,且与季节无关。

【防治】

应避免强烈日晒,夏季外出时应戴遮阳帽,涂防光剂。

【注意事项】

局部治疗应在医师指导下进行。若治疗不当,可致瘢痕或色素沉着。

## 二、雀斑样痣

雀斑样痣可能是一种遗传因素所致的综合征。

【诊断要点】

1. 发病始于婴幼儿,随年龄增长而逐渐增多。

2. 慢性病程,数年后可自行消失。

3. 好发于面部及颈部,可波及全身皮肤。

4. 皮损为褐色或黑褐色的斑点,为针尖大或较大的扁平斑状痣,高出皮肤。多呈圆形。

【治疗】

目前尚无有效的治疗方法。

【注意事项】

有部分患儿随年龄增长而自行消失。

## 三、皮肤黏膜色素斑——胃肠道多发性息肉综合征

皮肤黏膜色素斑——胃肠道多发性息肉综合征，是指胃肠道有散在的息肉，口周及手足有多发黑色素痣。

【诊断要点】

1. 多于出生后或幼年发病，50％的患儿有阳性家族史。

2. 黑色素斑多分布于唇、颊、舌、齿龈、硬腭黏膜，手掌、跖底、手指、足趾表面。

3. 皮肤损害为棕色或黑色，呈线状、卵圆形或不规则形，大小不等，不融合，边界清楚，不突出皮肤。

4. 随年龄增长，皮肤上的色素斑可逐渐变浅或于青春期后自行消退，而黏膜的斑点则不消退。

5. 在胃肠道，特别是小肠出现息肉，伴有反复发作性痉挛性腹痛、腹泻、便血或肠套叠。

【鉴别诊断】

1. 雀斑　主要分布于面颊部，而口腔、手足不受累，无腹部症状。

2. 雀斑样痣　无黏膜受累及胃肠道症状。

【防治】

1. 应纠正贫血。

2. 必要时行手术治疗。

【注意事项】

1. 本病平日多无症状，对肠套叠、肠梗阻、便血等并发症，应早期诊治，延误时机可致死亡。

2. 本病恶性程度虽低，但应终身随诊。

## 四、色素痣

色素痣是黑色素细胞系统的皮肤良性肿瘤。其临床特点为：①可在出生时即存在，为先天性色素痣。②生长缓慢，无自觉症状。③皮损为棕色或黑色斑片，或斑丘疹，大小不等，其上有毛发，表面呈疣状或乳头瘤状。④巨大先天性色素痣，尤其在摩擦部位，可有1/5～1/3恶变。⑤在婴幼儿或儿童期，也可在成年人出现的色素痣为获得性色素痣。

【诊断要点】

1. 交界痣

(1)多见于出生时的新生儿或2岁以后发病。

(2)为浅褐色或暗褐色的扁平斑。

(3)痣的大小不等，表面平滑、无毛发。

(4)可发生于身体任何部位，尤其多发生于掌跖或阴囊。

(5)成年患者的交界痣部分可变为混合痔或内痣。

2. 混合痣

(1)多见于年长儿或成年人。

(2)为黄褐色或褐色。

(3)高出皮肤表面或呈乳头瘤状。

(4)表面有或无毛发。

3. 内痣

(1)多见于成年人，偶见年长儿。

(2)为褐色或黑色，也有无色素者。

(3)呈半球状隆起，有蒂或乳头状。

(4)表面可有毛发。

(5)老年患者内痣可逐渐变平而消退。

4. 痣恶变

(1)痣体积在短期内突然增大。

(2)痣的颜色突然变深、变黑。

(3)痣的表面出现糜烂、渗出、结痂、脱屑、出血、溃疡及发红、肿胀。

(4)自觉疼痛或奇痒。

(5)原痣的周围出现卫星病灶(小黑点)。

(6)附近所属淋巴结肿大。

【鉴别诊断】

1. 雀斑　为发生于面部的褐色小黑点,无大斑,春、夏季烈日照射后加重,冬季减轻。

2. 毛周围角化病　好发于两上臂及股外侧面,皮色正常,丘疹顶部有角质小栓,夏季减轻,冬季加重。

【防治】

1. 一般无须治疗。

2. 先天性巨大色素痣,有恶变的可能,应及早切除。

【注意事项】

1. 有 10%的先天性色素痣可发生黑色素瘤,应及早切除。

2. 后天性色素痣发生于面部者有碍美容时,应到医院进行治疗,若治疗不当,可遗留后遗症。

## 五、蓝　痣

蓝痣是由蓝痣细胞组成的一种良性瘤。

【诊断要点】

1. 出生即有。

2. 早期为丘疹、小结节，坚硬，圆形或椭圆形。

3. 呈蓝灰色或青黑色，高出皮面，生长缓慢，边界清楚，与表皮粘连。

4. 好发于手背、足背、前臂伸侧及面部，多单发，终身不恶变。

5. 蓝色或蓝黑色，出现坚实、较大的结节或斑块，表面呈分叶状，边界清楚。

6. 好发于背部或骶尾部者为细胞蓝痣，易恶变为黑色素瘤。

【鉴别诊断】

1. 色素痣　散布全身或局部皮肤，形状不定，大小不一。

2. 胎生青记　出生时即有，可随年龄增长而逐渐消退、大小不等、形态各异的青色斑。

【防治】

不影响美容者，无须治疗。

【注意事项】

终身不消退，偶有恶变。

## 六、太田痣

太田痣是一种范围较广的灰蓝色斑状痣。

【诊断要点】

1. 既可出生即有，又可在年长儿发病。

2. 主要分布于上下眼睑、颞颧部，多为单侧，极少为双

侧。

3. 皮损为青灰色、蓝褐色或黑紫色的斑疹。

4. 多呈点状、网状或地图形，大小不等。

5. 患儿患侧巩膜可有蓝色斑点。

【鉴别诊断】

1. 蓝痣　好发于手、足背部，边境清楚的蓝灰色小结节。

2. 胎生青记　出生即有，在儿童期自行消失，无眼及黏膜损害。

【治疗】

可用激光治疗。

【注意事项】

本病不会自行消退，影响美容时可用激光治疗，预后良好。

## 七、伊藤痣

伊藤痣是一种分布于肩部和上臂的灰蓝色斑状皮损。

【诊断要点】

1. 出生时即有，并随年龄增长及日光照射而加重。

2. 多发于胸部、背部、肩部、面部、颈部及上臂等部位。

3. 色素斑可相互融合，为手掌大，形状不规则，可逐渐长出粗毛。

【治疗】

一般无须治疗。

【注意事项】

终身不消失，不恶变。

## 八、胎生青记

胎生青记(蒙古斑)是一种良性的青色斑。

【诊断要点】

1. 出生时即有,并随年龄增长而变浅,多在 7～8 岁自行消退而不留痕迹。

2. 多发于骶尾部、臀部、四肢,偶见于头部。

3. 皮损处为大小不等,形状不规则,圆形或椭圆形的淡青色、蓝色或蓝黑色斑,边界不很清楚。

4. 多为单发,偶有多发。

【鉴别诊断】

应与蓝痣鉴别。见“蓝痣”一节。

【治疗】

一般无须治疗。

【注意事项】

本病会自行消失,不恶变。

## 九、晕　痣

晕痣是一种围绕色素痣一圈的无色区。

【诊断要点】

1. 多见于青少年,可在短期内自行退化。

2. 好发于背部、躯干、头部、面部等处,可单发或多发。

3. 色素痣周围的白斑多呈圆形或椭圆形。

4. 中央的色痣为色素痣、毛痣、蓝痣、纤维瘤、神经纤维瘤或黑色素瘤等。

【治疗】

一般无须治疗。

## 十、白癜风

白癜风是一种后天性色素脱失性皮肤病。

【诊断要点】

1. 可见于任何年龄,青壮年为多发人群。

2. 好发于皮肤及黏膜的任何部位,常见于面部、颈部、背部、手背、腰骶部及外生殖器等部位。

3. 皮损为局限性色素脱失斑,呈乳白色,表面光滑,无鳞屑,毛发为白色。

4. 初为圆形,单侧性,后为不规则形,可为对称性,可单发,亦可多发,境界清楚,周边色素增加(彩图 35)。

5. 病程慢性,可持续终身,无自觉症状,暴晒后可出现灼痛、红斑或水疱。

6. 可分为局灶型、节段型、四肢型、寻常型及全身型等。

【鉴别诊断】

1. 单纯糠疹　多见于儿童面部,为局限性色素减退斑,而非色素脱失,皮损上有鳞屑。

2. 无色素痣　出生时即有或生后出现,为局限性浅色斑。

3. 贫血痣　摩擦浅色斑局部不发红,而周围正常皮肤充血、发红。

【防治】

1. 补骨脂素及其衍生物,无论内服或外用,均需坚持数月。

2. 糖皮质激素类药物,可于皮损内注射或外用。

3. 盐酸氮芥溶液外用。

4. 局部阿托品封闭。

5. 口服中药，如白驳丸、白蚀丸等。

【注意事项】

1. 现有的治疗方法都不能彻底治愈，无论采用何种治疗方法，均需坚持长期治疗。

2. 补骨脂素及其衍生物属光毒物质，治疗中应注意其不良反应，尤其要注意保护眼睛。

## 十一、色素失禁症

色素失禁症是一种常染色体显性遗传的皮肤病。

【诊断要点】

1. 多于出生后发病，父母有近亲结婚史或遗传病史。

2. 患儿多为女性，因为男性多死于宫内。

3. 皮肤损害为红斑、丘疹、水疱或脓疱疹，数月后形成灰褐色斑。色斑随年龄增长变淡或消失。

4. 好发于肢体屈侧及躯干外侧，呈线状排列，可自行吸收后成为硬结或疣状皮疹。

5. 出生后 2～3 日开始出现惊厥，多限于一侧肢体。

6. 可伴发智力低下、脱发、指(趾)甲异常、白内障及颅骨畸形等。

【治疗】

1. 口服维生素 C。

2. 红斑水疱期局部可涂炉甘石洗剂。

3. 惊厥者可应用抗癫痫药。

# 十二、斑驳病

斑驳病(图案状白皮病)是一种新生儿的局限性色素缺乏性疾病,为常染色体显性遗传。

【诊断要点】

1. 出生时即有。尽管黑素细胞完全缺失,但由于大部分新生儿皮肤光亮,故这些白色的斑片可能难于发现。

2. 皮损可发生在任何部位,好发于额中央或偏左(或偏右)出现白斑,合并有白发。白斑多呈三角形或菱形。

3. 手、足及背部皮肤多正常。

4. 白斑中可有正常皮肤颜色。

【鉴别诊断】

1. 表现为先天性局限性色素脱失斑的疾病有斑驳病和 Waardenburg 综合征的脱色素斑、柳叶斑或色素减退斑,无色素痣,以及贫血痣。有时在新生儿中鉴别色素脱失斑和色素减退斑非常困难。在 Wood 灯下,前者完全呈现为白色,而后者尚有一定色素。

2. 家族史对于斑驳病、Waardenburg 综合征、结节性硬化的诊断十分重要。

3. 无色素痣是一种由于黑素细胞的功能减退而引起的先天性局限性色素减退斑。

4. 贫血痣是由于血管功能异常导致的色素减退斑,用玻片压于本病皮肤损害处周围皮肤可使边界消失,以此与其他色素减退疾病相鉴别。

【防治】

对于斑驳病的皮肤白斑或白发没有特别的治疗方法。

# 第 15 章　红斑及红斑鳞屑性皮肤病

红斑鳞屑性皮肤病是一组病因不明，临床表现以红斑鳞屑或丘疹鳞屑为主的皮肤病。除红斑、丘疹和鳞屑外，尚可有水疱、脓疱等损害。这是各个本质不同的疾病，因发病原因尚不明确，暂时以形态学上有红斑、丘疹和鳞屑的共同点归纳在一起。

## 一、渗出性多形性红斑

渗出性多形性红斑可能是一种与免疫有关的急性非化脓性疾病。又分为轻型和重型。其临床特点为：①多见于学龄期儿童。②急性发病。③发病前多有头痛、低热、关节及肌肉疼痛等前驱症状。④皮疹为多形性，有红斑、丘疹、水疱、大疱、紫癜、风团样丘疹。⑤对称性分布，春、秋季多发。

【诊断要点】

1. 轻型

(1)低中度发热。

(2)初发皮疹为不规则形，大小不等，可散发或融合。

(3)红斑中心色素淡，周围皮色鲜红。

(4)皮疹呈多样化，有斑疹、丘疹、荨麻疹、疱疹等。

(5)皮损多发于手、足、背部、臂部、下肢伸侧、面颈部位，

左右对称。

(6)皮疹从四肢远端向心性发展。

(7)病程短,1～2 周消退。

2. 重型

(1)皮肤损害严重。

(2)红斑面积大。

(3)疱疹多且范围广。

(4)大疱破裂后,皮肤大片剥脱和出血。

(5)口、鼻、眼、肛门及外生殖器病变广泛而严重。

(6)可继发感染而化脓。

(7)常伴发高热、中毒性休克、心肌炎、肺炎等。

(8)外周血白细胞总数、中性粒细胞及嗜酸性粒细胞均增高。

【鉴别诊断】

1. 冻疮　多发生于手、足、面部及耳郭等暴露部位,冬季复发,入春消退,多为暗红色的红斑,自觉瘙痒和疼痛,无黏膜受累。

2. 药物性皮炎　有用药史,并有一定的潜伏期,突然发病,1～6 日后皮损遍布全身。

3. 川崎病　本病无疱疹,无溃疡,无结痂,指(趾)端红肿及大片脱皮。

【防治】

1. 加强护理,做好消毒隔离。

2. 加强皮肤、口腔、眼部的清洁卫生,预防继发感染。

3. 积极寻找病因,去除可疑诱发因素。

4. 保证水及电解质平衡,保证热能及营养。

5. 局部疗法

(1)红斑丘疹者,可用炉甘石洗剂或可的松软膏。

(2)水疱及大疱者,可用2%硼酸溶液湿敷。

(3)口腔黏膜破损者,可用生理盐水或4%碳酸氢钠溶液漱口,再涂甲紫或锡类散。

(4)眼部损害者,可用硼酸溶液冲洗,并用抗生素眼药水滴眼。

6. 重症病例在应用抗生素控制感染的同时应用糖皮质激素,但一般不超过1周。

【注意事项】

1. 大多数患儿经积极治疗,预后很好。

2. 少数患儿因继发感染,致心、肾功能不全而死亡。

3. 角膜病变治疗不及时,可致失明。

4. 单纯疱疹病毒感染者,不应用糖皮质激素治疗,以免发生严重不良反应。

5. 抗生素的应用要慎重,以免发生变态发应。

## 二、儿童银屑病

银屑病又称牛皮癣,是一种常见的原因不明的由特征性红斑、丘疹、鳞屑性的慢性皮肤病,在红色丘疹或斑片上覆有银白色鳞屑,以四肢伸面、头皮和背部较多。一般冬重夏轻。非寻常型银屑病有很大的变异,表现为脓疱、红皮病或关节炎。主要分为急性点滴型和寻常型。其临床特点:①可在10岁前发病,多在10～19岁,最小可在新生儿期发病。②诱发因素以感染较常见,多为感冒、扁桃体炎等上呼吸道感染。③皮损为红斑、丘疹,表面有较厚的银白色鳞屑。④刮

去鳞屑，可见一层淡红、发亮的薄膜，称“薄膜”现象。⑤再刮去薄膜后，可见小出血点，称“点状出血”。⑥发生在与尿布接触之处，酷似湿疹。⑦初发部位以四肢较多，且以上肢较多。黏膜损害罕见，甲病变占 10%。关节症状少见，未见有关节畸形者。病程发展比成年人银屑病轻。

【诊断要点】

1. 急性点滴型

(1)发疹前多有上呼吸道感染或化脓性扁桃体炎的病史，突然发病。

(2)皮损直径为 0.2～1cm，皮损较小。

(3)多呈圆形或卵圆形，均分布于躯干及肢体近端，呈点滴状。

(4)面部及头皮较少。

(5)不侵犯远端肢体及手掌、足跖。

2. 寻常型(或称典型脱屑型)

(1)皮损呈对称性分布于膝关节及肘关节的伸侧和头皮内，可有束状发(彩图 36)。

(2)初为丘疹，后融合成片，表面有银色鳞屑。

(3)刮去鳞屑后可见小出血点。

(4)在进展期，即使正常皮肤受到外伤或针刺后，也会出现银屑病的皮损，称为“同形现象”。

(5)皮疹呈点滴状、钱币状、花瓣状、地图状等。

【鉴别诊断】

1. 尿布皮炎　多见于新生儿，皮损限于臀部及会阴部，皮损处无鳞屑，除去病因即可痊愈。

2. 脂溢性皮炎　皮损多发于皮脂腺分布较多的部位，

皮脂油腻，毛孔扩大。

3. 玫瑰糠疹　损害主要位于躯干及四肢近端，为多数带椭圆形的小斑片，橙红色，其长轴沿皮纹方向排列，鳞屑细小而薄，从中心向外呈圈状脱落，留有棕黄色斑。

4. 点滴状银屑病应与点滴状类银屑病相鉴别　后者皮损呈棕红色或橙褐色，卵圆形，覆有棕灰色黏着性鳞屑，鳞屑刮除后无点状出血。损害分布以躯干及四肢近端为主。无自觉症状。

【防治】

1. 不同的病例有不同的激发或诱发因素，应给予相应的对症治疗，可提高疗效。如由链球菌性咽炎激发者可用抗生素控制感染，由精神因素激发者可用镇静药或静脉封闭疗法，细胞免疫功能偏低者可用提高细胞免疫的方法治疗等。

2. 保护皮肤，勿擦伤或抓伤。

3. 避免强烈日光照射。

4. 避免进食辛辣等刺激性食物。

5. 勿滥用刺激性过强的药物。

6. 外用3%～5%水杨酸白降汞软膏、5%～10%硫黄软膏、5%～10%煤焦油软膏等。

7. 维生素 $B_{12}$ 和维生素 $D_3$ 肌内注射，或口服鱼肝油。

8. 可试用转移因子、胸腺素等，但疗效不肯定。

【注意事项】

1. 在急性进行期不宜用刺激性角质剥脱药，以免皮损急剧扩散，发生红皮病。避免搔抓或机械性刺激以防同形反应。

2. 大面积使用较强的角质剥脱药或有毒性的药物时，

应警惕药物中毒。破损处不可搽，以防药物加快吸收而引起中毒反应，如骨髓抑制、肝功能和（或）肾功能损害。

3. 搽药期间，注意皮损变化，如发现皮损扩大时应停止搽药，同时报告医师。

4. 小儿银屑病的治疗不宜应用抗代谢药及黑光照射。

5. 为防止和减少复发，延长缓解期。在皮损消退，临床痊愈时不应马上停止治疗，宜继续巩固治疗 2 个月，以后到银屑病易复发季节，再给予预防治疗 2 个月。

## 三、白色糠疹

白色糠疹又称单纯糠疹，是一种病因不明、通常发生在儿童或青少年颜面部无炎症鳞屑性浅表性浅色斑。男、女均可受累，任何季节均可发病，但损害在冬、春季较为明显。风吹、日晒、肥皂等可能为激发因素，但非唯一的因素。未找到细菌、病毒或真菌等病原菌。中医学认为本病与肠寄生虫有关，俗称“虫斑”，但我国肠寄生虫较为常见，不能肯定与本病有关。

【诊断要点】

1. 皮损为大小不等的圆形或椭圆形的淡红斑，1～2 周后变为淡白色，表面干燥，有少量糠秕样灰白色鳞屑（彩图 37）。

2. 多见于儿童，一般无自觉症状，有时感觉轻度瘙痒。

3. 好发于面部、口周、前额、颈部、肩部、上臂、躯干及臀部。

4. 春季发病，夏、秋季消退。病程数个月至 1 年余，有的患儿鳞屑全部消失后白色斑尚可持续 1 年或更久。

【鉴别诊断】

1. 白癜风　无固定的好发部位，白斑明显，境界清楚，表面光滑、无鳞屑，周边皮肤色素往往加深。

2. 体癣　可发生于任何部位，自觉瘙痒，皮疹为环形，皮损周围有环状炎症性边缘，刮取鳞屑做直接真菌镜检易找到菌丝，抗真菌治疗有效。

【防治】

1. 发现有肠道寄生虫者，应及时驱虫。

2. 外用5%氧化氨基汞软膏、5%硫黄霜（或软膏）及糖皮质激素霜。

3. 口服复合维生素B。

4. 注意个人卫生，保持皮肤清洁。

5. 勿用碱性过强的肥皂。

【注意事项】

本病病因并非肠道寄生虫所致，不可多次大量口服驱虫药，以免中毒。

## 四、玫瑰糠疹

玫瑰糠疹是一种急性、病程呈自限性的轻度皮肤炎症。病因不明，有一定的季节性。病程有自限性，很少复发，似乎为病毒感染所致。有报道金、铋、砷等可引起玫瑰糠疹样损害。

【诊断要点】

1. 多见于年长儿。春、秋季多见。

2. 皮损初发时为淡红色鳞屑斑，称为“母斑”，常位于躯干、股部或上臂等处，为圆形或椭圆形淡红色斑，境界清楚，

并逐渐扩大，直接可达 2～5cm 或更大。中央有痊愈倾向，边缘覆有鳞屑。有时可有 2～3 个母斑同时出现。母斑多无自觉症状。可被忽视而不加注意。

3.1～2 周后躯干部分批出现比母斑小的斑丘疹，称为"子斑"。多时可延及颈部及四肢近端，有时四肢远端也可见有皮损。偶尔损害仅见于四肢，或局限于颈部或下腹等处，头皮也可受累。

4. 皮损上面有少量灰白色糠秕样鳞屑，子斑边缘呈玫瑰色。胸背部皮损的长轴可与肋骨平行，常伴不同程度的瘙痒。

5. 少数患儿可有丘疹、风团，甚至水疱、紫癜等损害。口腔黏膜亦可累及。通常无自主症状，但可有轻度到中度瘙痒。偶可有轻度发热、头痛、全身不适、喉痛、关节痛或淋巴结肿大等前驱症状，近已罕见。

6. 病程一般为 4～6 周，不治疗也可自行消退，一般不再复发。少数病程比较迁延。近年来，病程 6 个月以上未消退者也有所见，复发第 2 次者约占 2%。

【鉴别诊断】

1. 体癣　皮疹为圆形，边缘有丘疹、水疱，呈圆形或多环形，炎症反应明显，抗真菌治疗有效。

2. 药物性皮炎　可以玫瑰糠疹样表现，患儿病前有用药史，急性发病，无母斑，皮损瘙痒、有苔藓样变倾向者提示为药物性皮炎，停药皮疹则消退。

3. 点滴状银屑病　基本损害为丘疹，上覆银白色鳞屑，持续时间长。

4. 脂溢性皮炎　可表现为玫瑰糠疹样，无母斑，皮损发展缓慢，好发于皮脂腺旺盛处，如头皮、眉间、躯干中线部位，鳞屑较为油腻，除玫瑰糠疹样损害外，尚可有小的鳞屑性毛囊性丘疹。若不治疗，皮损将持续存在而不自行消退。

【防治】

1. 轻者无自觉症状，病程有自限性，不治疗也可自行消退。

2. 治疗可用紫外线红斑量照射，照后皮肤发红、脱屑，可缩短病程。

3. 氧气疗法皮下注射也有效，用量为每次 100～500ml，每周 2～4 次。

4. 一般对症治疗，外用各种止痒的保护性药物，如炉甘石洗剂、樟脑霜、硫黄霜等，不宜用刺激性强的外用药。

5. 口服抗组胺类药。

6. 口服多种维生素。

7. 瘙痒甚者可静脉注射 10%葡萄糖酸钙。

## 五、脱屑性红皮病

脱屑性红皮病是一种持续性脱屑的全身性慢性皮炎。

【诊断要点】

1. 起病多发于出生后 4～8 周。

2. 多发于臀部、肛周、腹股沟等处。

3. 突然出现弥漫性红斑，迅速融合成片，向全身扩展，并有白色、细薄、糠秕样鳞屑。

4. 头皮的皮脂溢出堆积甚厚，有痒感。

5. 严重者全身皮肤广泛剥脱、裂开，指(趾)甲脱落。

6. 常伴贫血、淋巴结肿大及外周血白细胞计数增高。

7. 2～3 周后开始消退，2 个月左右痊愈。

【防治】

1. 患儿需要一个温暖、清洁的环境，注意保暖，防止受凉感冒。

2. 加强营养，保证水及电解质平衡。

3. 严禁局部应用刺激性药物。

4. 用豆浆或不加糖的去脂牛奶代替人乳。

5. 给予多种维生素。

6. 病情进入慢性干燥阶段，皮肤干裂时给予无刺激的油剂、霜剂或软膏，如局部涂可的松乳膏、蓖麻油或硼酸软膏等。糜烂渗液处进行湿敷。潮湿的皱襞部位给予单纯扑粉。

7. 眼结膜滴可的松眼药水，眼睑干燥时搽软膏。口唇黏膜干裂时搽蓖麻油或橄榄油。3%过氧化氢溶液清洁口腔。大便后肛周局部清洁干净后扑粉。

8. 感染者应用足量广谱抗生素以便在短期内控制感染。除细菌感染外，真菌感染和病毒感染的机会也较多，应密切观察，一旦发现，应及时治疗。

9. 严重患儿应少量、多次输血或输血浆。

10. 皮损严重、久病不愈者，可短期小剂量给予肾上腺糖皮质激素治疗。

## 六、结节性脂膜炎

结节性脂膜炎是一种复发性热性非化脓性结节状脂膜炎。

【诊断要点】

1. 多见于年长儿。

2. 任何部位的皮下均可发生数量不等的炎症性结节，并与皮肤粘连。

3. 多呈对称性分布于四肢、躯干及面部。坚实而不化脓，可在数日或数周内消退，留有色素沉着。

4. 结节吸收后，皮下脂肪萎缩，中央凹陷。

5. 结节液化后，皮肤破溃流出黄色或棕色油状物。

6. 反复发热、恶寒，淋巴结肿大，肝、脾大。

【防治】

1. 积极治疗原发病。

2. 控制炎症及预防继发感染，可给予抗生素治疗。

3. 给予糖皮质激素，以控制病情进展。

4. 可试用左旋咪唑、环磷酰胺、氯喹等。

## 七、白 斑

白斑是一种境界分明的皮肤色素脱失，为一种常见而又难治的皮肤病。

【诊断要点】

1. 任何年龄、任何部位皆可患病。

2. 多好发于面部、眼、鼻及口腔等处。

3. 表现为大小、形态、多少不一的色素脱失斑。

4. 白斑周围皮肤或黏膜正常或色素增加，如累及头皮可有束状白发，单侧或对称分布。

5. 可伴发甲状腺功能亢进、糖尿病。

【鉴别诊断】

1. 白色糠疹　皮损为色素减退性的圆形或卵圆形白斑片，呈淡白色或淡红色，并有少量细小的灰白色鳞屑。

2. 白化病　出生时即有。全身或局部皮肤、毛发及脉络膜等都缺乏色素。

【防治】

目前无特效治疗方法，可口服 0.5％硫酸铜溶液，口服或局部应用光感药物，或补骨脂制剂。

【注意事项】

面部白斑长期应用糖皮质激素制剂，应十分慎重，因可引起面部皮肤萎缩。

## 八、毛发红糠疹

本病为一种皮肤潮红、糠秕样脱屑、毛囊角化性丘疹的慢性炎症性皮肤病。

【诊断要点】

1. 任何年龄均可发病，小儿发病常有家族发病史。

2. 毛囊角化性丘疹，多见于指关节背面、手背、腕关节伸侧，淡红色坚实丘疹，中心有小角质栓，并有毳毛贯穿及糠秕样鳞屑。

3. 糠秕样鳞屑性红斑从头皮、颜面开始，头皮有多数白色细碎鳞屑，在眼眉、鼻唇沟处有脂溢性痂皮。

4. 在皮疹间仍有岛屿状正常皮肤。指(趾)甲浑浊、肥厚，表面有嵴纹。

5. 自觉皮肤干燥，有紧绷感，瘙痒。

6. 少数患儿可发展为红皮病。

【鉴别诊断】

1. 儿童银屑病　有反复发作的慢性经过，皮损为红斑、丘疹，表面覆盖较厚的银白色鳞屑。

2. 维生素A缺乏症　有营养缺乏病史，夜盲及皮肤干燥，给予维生素A治疗，疗效显著。

【防治】

1. 加强营养，给予高热能及多种维生素饮食。

2. 全身疗法，口服维生素A。

3. 局部疗法，可涂凡士林、0.05%维A酸霜、10%鱼肝油软膏、10%～20%尿素软膏等。

4. 严重者可试用免疫抑制药。

## 九、线状苔藓

线状苔藓又名带状皮病、苔藓样营养神经病，是一种病因不明的儿童自限性皮肤疾病。表现呈线状排列，可连续或间断，单侧丘疹性苔藓样损害。

【诊断要点】

1. 多见于婴幼儿及学龄儿童，发病率女孩比男孩多1～2倍。

2. 苔藓样多形性粉红色丘疹，上附淡灰色鳞屑，初分散后融合成线状排列，可连续或中断，沿肢体延长。

3. 皮肤损害好发于四肢、颈部和躯干，多呈单侧性。

4. 发病突然，皮肤损害可于数日后自行消退，不留痕迹。

5. 无全身症状，可有轻度瘙痒。

【鉴别诊断】

需与先天性银屑病鉴别，后者临床表现为皮肤发硬和脱屑，多在四肢伸侧和背部，常伴婴儿湿疹。

【防治】

本病为自限性疾病，可自愈，无须治疗。

## 十、光泽苔藓

光泽苔藓是一种病因不明的慢性丘疹性皮肤病。其特征是很多微小发亮的多角形或圆形平顶丘疹。病因不清楚，有学者认为该病是扁平丘疹的一个亚型，也有学者认为与结核有关。

【诊断要点】

1. 好发于儿童及年长儿，男、女均可发病，发病率男、女无明显差异。

2. 皮肤表现为散在或聚集的粟粒大小、坚实发亮、多形性的平顶丘疹，呈正常皮色或淡红色，散在或聚集分布，不融合。

3. 多分布于外生殖器、前臂、下腹部、乳房、胸部及臀部，搔抓后可有同形反应。掌跖受累时表面粗糙、增厚。

4. 偶有黏膜损害，主要见于口腔黏膜，如颊黏膜、唇、硬腭等处，临床酷似扁平苔藓。

5. 可有甲改变，表现为点状下凹、纵嵴以及甲板增厚、变脆而裂开。

6. 无自觉症状。

7. 病程不一，数周或持续很久，但有自愈性。

【鉴别诊断】

1. 毛周角化症　损害可见毛囊口处有针尖大的丘疹，其顶部有角质小栓，当中有一根毳毛穿出，分布于两侧上臂及大腿，冬重夏轻。

2. 瘰疬性苔藓　丘疹与毛囊口一致，呈圆锥形，有成群倾向。

3. 扁平苔藓　丘疹呈紫红色,好发于腕部屈侧和股内侧,自觉瘙痒。

【防治】

1. 寻找可能病因并去除之。

2. 本病无自觉症状,且病程有自限性,故一般无须治疗。

3. 局部可涂糖皮质激素霜剂。

【预后】

病程缓慢,可自愈。有时亦可再发。

## 十一、小棘苔藓

小棘苔藓又称小棘毛发苔藓、小棘毛囊角化病,是一种以成片的毛囊性丘疹,伴中央角质性纤维状突起为特征的皮肤病。常发生在儿童的颈部、臀部、股部等部位。是一种病因不明的毛囊丘疹性皮肤病,可能与维生素 A 缺乏或体内某种感染,或基因某种缺陷有关。

【诊断要点】

1. 多见于年长儿,男性易发。

2. 皮肤表现为针尖或粟粒大小毛囊性小丘疹,中央有一角质小棘突起,刮去角质小棘,出现漏斗状凹陷。随后角质小棘迅速发生,丘疹开始为红色,后变为灰白色或正常皮色,皮损成批发生,聚集成片,彼此不融合,形成直径 2～5cm 的圆形或卵圆形斑片。

3. 皮损呈对称性分布于颈部、上臂伸侧、腹部、臀部及双下肢。面部及手足部一般不受累。

4. 无明显自觉症状或轻度瘙痒。

5. 发病急骤，病程较长，进展缓慢，多于数月后自行消退。

【鉴别诊断】

1. 毛周角化病　毛囊口处有针尖大的丘疹，其中央有一根毳毛穿出，剥出角质栓后留一凹陷，冬重夏轻，分布于上臂及大腿外侧。

2. 维生素 A 缺乏病　本病无季节性，皮肤干燥，多伴有夜盲及眼干燥症，用维生素 A 治疗有特效。

【防治】

1. 经过缓慢，可自愈，一般不需要治疗。注意皮肤清洁、干燥。

2. 去除可能的病因。

3. 口服维生素 A、维生素 E 或鱼肝油。

4. 局部可涂各种止痒剂，如维 A 酸软膏、水杨酸软膏等。

## 十二、环形红斑

环形红斑是一种皮肤渗出性病变。

【诊断要点】

1. 多见于青少年。

2. 好发于躯干及四肢屈侧，少数在面部。

3. 初发时为散在水肿性丘疹，逐渐扩大成半环形、环形或多环形，边缘稍隆起，发硬，呈粉红色或淡蔷薇色。

4. 环内皮肤颜色正常，1 日之内红斑时隐时现。

5. 自觉无痛、无痒，不遗留脱屑及色素沉着。

6. 多于风湿热复发时出现，但与风湿活动不平行。

7. 慢性病程，易复发。

8. 可伴发心肌炎。

【防治】

1. 寻找病因，积极治疗原发病。

2. 应用非甾体抗炎药物。

3. 无效时，可应用糖皮质激素。

4. 可用炉甘石洗剂、糖皮质激素软膏局部治疗。

## 十三、结节性红斑

结节性红斑是由感染、药物等引起的变态反应性疾病，表现为小腿伸侧为主的结节性血管炎性皮肤病。是发生于皮下脂肪的炎症性疾病。病因未明，但与感染密切相关，特别是溶血性链球菌，其他可能的病原微生物有病毒、衣原体、真菌等。

【诊断要点】

1. 多见于青少年女性，好发于春、秋季节。

2. 突然急性发病，出现高热、头痛、咽喉部疼痛、肌肉抽痛、关节酸痛、全身不适等症状。

3. 结节性红斑好发于四肢伸侧，尤其小腿伸侧多见。为鲜红色，圆形或椭圆形，直径 2～5cm，高出皮面。

4. 结节表面光滑、发亮，局部温度升高，压之不褪色。自觉疼痛和压痛。

5. 结节数目多，十几个至几十个不等，对称性散在分布，不融合。

6. 3～6 周结节由硬变软，由鲜红色转为蓝红色或青黑色，遗留褐色色素沉着，不破溃。

7. 红细胞沉降率增快，外周血白细胞计数增高，抗链球菌溶血素"O"可升高，蛋白电泳 $\alpha_2$ 球蛋白及 $\gamma$ 球蛋白增高。

8. 病程具有自限性，一般为 1～2 个月，但易复发。愈后不留瘢痕和萎缩。

9. 部分患者的皮损持久不退，持续 1～2 年亦不破溃，称为"慢性结节性红斑"或"迁延性结节性红斑"。

【防治】

1. 尽可能寻找病因，积极治疗原发病（风湿病或结核病），如有感染灶时抗感染治疗。

2. 疾病发作期间应减少活动，适当卧床休息，抬高患肢，以减轻局部水肿，避免应用可致过敏的药物和食物。

3. 口服非甾体抗炎药，如吲哚美辛等。

4. 必要时可口服或局部注射糖皮质激素类药物。

5. 口服扩张血管及改善血管通透性药物，如丹参、维生素 C、芦丁、烟酸、地巴唑等。

6. 顽固性结节可用激光局部照射。

# 第16章　疱疹性皮肤病

## 一、获得性大疱性表皮松解症

获得性大疱性表皮松解症是一种自身免疫性疾病。

【诊断要点】

1. 多见于年长儿。

2. 好发于易受外伤和受压的手足背和膝关节、肘关节伸侧。

3. 肢端表皮脆性增加，只要轻微外伤便可发生水疱、糜烂、脱屑。

4. 伴有指(趾)甲病或脱落。

5. 愈合后遗留萎缩性瘢痕。

6. 慢性病程。

【鉴别诊断】

先天性大疱性表皮松解症　出生时发病或出生后不久发病，有家族史，病程长。

【防治】

1. 可试用糖皮质激素治疗。

2. 口服维生素E。

## 二、红斑性天疱疮

红斑性天疱疮是一组较重的慢性复发性皮肤黏膜病。

【诊断要点】

1. 多发生于儿童。

2. 多发于全身，以躯干及上肢多见。

3. 皮损处出现水疱、红斑、渗出、鳞屑、油腻性痂皮。

4. 头皮、胸部、背部出现皮脂溢出性损害。

5. 在鼻、颊、耳等处出现类似红斑狼疮样皮疹，但无皮肤萎缩现象。

6. 受损处发生红斑、水疱或红斑上水疱，表皮分离征阳性。

7. 一般无黏膜、下肢受损。

8. 慢性病程，患儿一般情况良好。

【鉴别诊断】

1. 疱疹样皮炎　发病部位呈对称性分布于肩胛部、臀部、上肢及大腿，皮疹为多形性，水疱呈环形排列。

2. 大疱性多形性红斑　红斑为多形性，水疱多为大疱，伴有明显的全身症状。

【防治】

1. 加强皮肤护理，防止继发感染。

2. 注意营养，给予高蛋白、多种维生素饮食。

3. 避免紫外线照射。

4. 少量输入血浆或全血。

5. 局部涂以抗生素、糖皮质激素软膏。

6. 重症患儿可在抗生素治疗的基础上应用糖皮质激素

治疗。

【注意事项】

本病预后良好，少数患儿因继发感染或心、肾严重并发症而死亡。

## 三、大疱性类天疱疮

大疱性类天疱疮是一种慢性泛发性大疱性皮肤病。

【诊断要点】

1. 好发于儿童。

2. 多见于胸部、腹部、腋下及四肢屈侧。

3. 突然在正常皮肤上或继红斑出现杏核至核桃大的水疱。

4. 疱壁厚而紧，不破溃，无红晕，无分离。

5. 病程较长，2～6 年后部分患儿可自行缓解。

6. 黏膜少有受累。

【防治】

1. 注意皮肤清洁卫生，保持皮肤干燥。

2. 积极防止继发感染，酌情应用抗生素治疗。

3. 全身或局部应用糖皮质激素或与免疫抑制药同用。

## 四、中毒性表皮坏死性溶解症

中毒性表皮坏死性溶解症是一种变态反应性疾病。

【诊断要点】

1. 多发于儿童。

2. 常有金黄色葡萄球菌感染的病史。

3. 突然发病，病程进展迅速，伴高热、抽搐、昏迷、小便

失禁等，全身中毒症状严重。

4. 好发于头面部、躯干上部甚至全身。

5. 皮损处出现局限性红斑，迅速向全身发展，皮肤细嫩，易起皱褶，表皮剥离，大片糜烂与脱屑。

6. 出现水疱或脓疱。

7. 可有口、鼻、眼、生殖器、肛门黏膜受累。

8. 可伴肝功能、肾功能损害及呼吸道感染。

【鉴别诊断】

1. 药物性皮炎　有用药病史，有一定的潜伏期，多于用药后 1～6 日出现全身皮疹，停药后疹退。

2. 脱屑性红皮病　黏膜受损明显，伴有毛发和指(趾)甲损害，伴有不同程度的淋巴结肿大。手、足部有大片脱落，如手套、袜套状。

【防治】

1. 注意皮肤卫生，防止继发感染。

2. 加强口、鼻、眼、会阴部的护理。

3. 口服抗生素。

4. 局部涂以保护性软膏或扑粉。

5. 注意水和电解质平衡，给予足够热能、高蛋白、多种维生素饮食。

## 五、家族性良性慢性天疱疮

家族性良性慢性天疱疮是一种显性遗传性皮肤病。

【诊断要点】

1. 多见于青少年。

2. 有家族史。

3. 好发于颈部、腋窝、脐周、会阴部及腹股沟等处。

4. 皮损处出现成群水疱或大疱，疱壁松弛，水疱易破、结痂，中央愈合，边缘向外扩展，呈大片损害。

5. 表皮松解，易脱落。

6. 自觉瘙痒或疼痛。

7. 慢性病程，夏季易复发或加重，冬季缓解。

【防治】

1. 注意个人卫生习惯。

2. 注意保护皮肤清洁、干燥。

3. 预防感染，可口服抗生素。

【注意事项】

皮肤病损处应用糖皮质激素类药物要慎重，否则可扩大继发感染加重病情。避免日晒。

## 六、疱疹性皮炎

疱疹性皮炎是一种自身免疫性慢性复发性皮肤病。

【诊断要点】

1. 可见于青少年，部分患儿对牛奶等食物过敏。

2. 好发于肩胛部、臀部、上肢、大腿、肘关节及膝关节伸面。

3. 皮损可有红斑、丘疹、风团及大小不一的水疱等，具有多形性，呈群簇出现，对称分布。

4. 水疱壁厚而紧张，不易破溃，无表皮脱落现象。

5. 愈合后色素沉着显著或遗留瘢痕，或局部萎缩。

6. 自觉奇痒，但无全身症状。

【防治】

1. 避免应用可能导致过敏的药物或食物。

2. 预防继发感染,可应用抗生素。

3. 口服氨苯砜。

4. 局部治疗,可用炉甘石洗剂或涂甲紫。

5. 酌情应用糖皮质激素。

## 七、疱疹性脓疱病

疱疹性脓疱病是一种病因不明的急性皮肤病。

【诊断要点】

1. 多见于年幼儿。

2. 好发于腹股沟、腋窝及其他褶皱部位,多呈对称性分布。

3. 皮损为红斑,迅速出现大小不等的密集的小脓疱,有红晕,呈环形、多形性,互相融合,一批结痂干涸后,又出现新的脓疱,反复发作。

4. 可泛发全身,亦可累及黏膜。

5. 伴有痒感、灼热痛、高热、畏寒、吐泻等全身症状。

6. 重症患儿出现肾炎、昏迷和低钙性抽搐。

【防治】

1. 维持水和电解质平衡。

2. 纠正低钙性抽搐,可静脉注射 10% 葡萄糖酸钙 10ml。

3. 防止继发感染,可应用抗生素治疗。

4. 口服或静脉注射糖皮质激素。

## 八、嗜酸性脓疱性毛囊炎

嗜酸性脓疱性毛囊炎是一种病因不明的以毛囊脓疱性

病变为主的皮肤病。

【诊断要点】

1. 多见于男性青少年。

2. 好发于头、面部等皮脂腺旺盛部位。

3. 皮损为毛囊性丘疹、脓疱，边界清楚，可散在或成簇。

4. 毛囊内可形成多数小脓疱，有嗜酸性粒细胞及中性粒细胞浸润。

5. 外周血嗜酸性粒细胞增高。

6. 自觉有轻度痒感、灼痛或伴低热。

【防治】

1. 保持皮肤清洁、干燥。

2. 局部应用或口服抗生素。

3. 口服吲哚美辛或氨苯砜等。

4. 外用糖皮质激素软膏。

【注意事项】

1. 儿童对吲哚美辛敏感，可因激发潜在性感染而死亡，故应禁用。

2. 吲哚美辛及氨苯砜均可致粒细胞缺乏症。

## 九、连续性肢端皮炎

连续性肢端皮炎是一种病因不明的慢性复发性无菌性脓疱病。

【诊断要点】

1. 可发生于任何年龄。

2. 多有外伤史。

3. 好发于肢端，特别是指（趾）部位。

4. 皮损为小脓疱、糜烂、渗液、结痂，也可为浅溃疡，脓性指(趾)炎，表皮脱落。

5. 在原皮损边缘出现新脓疱，并逐渐波及多指(趾)和四肢，重者可泛及全身。

6. 可累及甲下，致甲萎缩、手足变形。

7. 自觉瘙痒、疼痛、发热、畏寒等全身症状。

8. 慢性病程，反复发作。

9. 脓液培养，细菌呈阴性。

【防治】

1. 防止指(趾)外伤或感染。

2. 外用或口服抗生素。

3. 局部外用或口服糖皮质激素。

【注意事项】

长期服用抗生素或糖皮质激素可引起严重不良反应。

# 第 17 章　结缔组织病

## 一、红斑狼疮

红斑狼疮是一种涉及许多系统和脏器的全身结缔组织炎症性疾病。以学龄儿童多见，7 岁以上者占 96%。

### （一）盘状红斑狼疮

【诊断要点】

1. 皮损好发于头、面部，也可延伸至耳、口唇、手背及手指等处。

2. 皮疹为大小不等、境界清楚、浸润性红斑，呈红紫色，并向外周扩展，融合成多形性红片或圆形如盘状，故称盘状红斑狼疮。

3. 斑疹上面有白色或灰白色且不易脱落的黏着性鳞屑，剥去鳞屑，可见到扩张的毛囊孔及角质柱。

4. 皮疹边缘隆起，中央萎缩，伴有色素沉着、脱失斑及毛细血管扩张。头皮受损时有永久性脱发。

5. 慢性病程，日照后皮疹加重，慢慢消退后，易复发。

6. 有轻度痒感和灼热感。

7. 外周血白细胞总数、血小板计数轻度减少，红细胞沉降率增快，轻度蛋白尿。

【防治】

1. 应避免日光照射及服用光感作用的磺胺类药物等。

2. 口服氯喹、沙利度胺、维 A 酸、维生素 $B_1$、维生素 $B_2$、维生素 $B_6$、维生素 E 等。

3. 外用肾上腺糖皮质激素软膏。

4. 小片皮损可应用液氮冷冻治疗。

【注意事项】

盘状红斑狼疮约有 20%的病例转为系统性红斑狼疮。

**(二)亚急性皮肤红斑狼疮**

【诊断要点】

1. 发热,多为不规则发热,大多数为高热,少数为低热,应用抗生素治疗对退热无效。

2. 皮疹分布于两颊和鼻梁处,为鲜红色、边缘清晰的红斑,伴有毛细血管扩张和鳞片状脱屑,发生在面颊部的红斑多呈对称性分布如蝴蝶状,故称蝴蝶红斑,口腔黏膜出现红斑或溃疡。

3. 心血管系统表现为心包炎、心内膜炎、心肌炎、动脉炎、动脉硬化及心肌梗死。

4. 肾损害表现为肾炎、肾病综合征。

5. 呼吸系统损害表现为肺炎、肺间质纤维化、肺出血、肺水肿及胸膜炎。

6. 血液系统损害表现为全血细胞减少。外周血三系血细胞减少。

7. 消化系统损害表现为食欲缺乏、恶心、呕吐、腹痛、肝大、肝功能异常。

8. 神经系统表现为头痛、癫痫样发作、舞蹈病、单瘫、偏瘫等。

9. 局部及全身淋巴结和脾大。

10. 可出现结膜炎、角膜溃疡、虹膜炎及出血等。

11. 红细胞沉降率增快、清蛋白降低及球蛋白增高。

12. 红斑狼疮细胞可为阳性。

13. 可检查出多种自身抗体。

14. 心、肝、肾、肺功能异常。

【鉴别诊断】

1. 类狼疮综合征　有服药史,症状轻,多器官损害少见,停药后临床症状消失。

2. 新生儿红斑狼疮综合征　多见于6个月以内的婴儿,其母为结缔组织病患者,患儿出生后即有症状。该病为自限性疾病,预后良好。

【防治】

1. 应适当休息,避免过劳及预防接种。

2. 给予多种维生素饮食。

3. 预防和及时控制感染。

4. 避免日光照射、受寒、精神刺激与外科手术。

5. 禁用可诱发或加重本病的药物。

6. 教育和鼓励患儿树立战胜疾病的信心,坚持长期治疗,防止病情恶化或反复发作。

7. 给予肾上腺糖皮质激素治疗。

8. 免疫抑制药治疗。

9. 中药治疗。

10. 对症治疗。

【注意事项】

小儿系统性红斑狼疮预后较成年患者差，患儿男比女差。目前5年生存率为90%，10年生存率约为85%。

## 二、皮肌炎

皮肌炎是一种病因不明的皮肤损害及横纹肌非化脓性炎症，小儿的皮肌炎与成年人不同。

【诊断要点】

1. 可发生于各年龄组小儿，以年长儿为多见。

2. 儿童多以急性发病，少数患儿可呈暴发性，病后1～2周后死亡。

3. 急性发病可伴有高热、全身不适、乏力、消瘦及食欲减退等。

4. 皮肤表现为上眼睑出现紫红色水肿斑，即“眼镜状红斑”，面颊可见蝶形红斑及毛细血管扩张。

5. 手指关节伸面皮肤发黄，呈暗紫色并有细小脱屑。

6. 肌肉表现为四肢近端肌肉痛、肌无力，呈对称分布。重者肌麻痹，行动困难，吞咽困难，呼吸困难。

7. 其他为腹胀，胃肠穿孔，气胸，肾病，心脏增大，眼底出血，肝、脾及淋巴结肿大。

8. 血清肌酸磷酸激酶、醛缩酶增高。

9. 尿肌酶增高。

10. 肌电图显示肌纤维病变。

【鉴别诊断】

1. 系统性红斑狼疮　红斑狼疮细胞及自身抗体检测呈阳性。

2. 儿童硬皮病　皮肤呈皮革样改变，无肌肉受累表现，有明显的雷诺现象。

【防治】

1. 加强急性期的护理，吞咽困难者喂食要细心，防止食物和水进入气管，可给予鼻饲。

2. 急性期后，应及早进行按摩。

3. 及早进行体育疗法和理疗，预防四肢痉挛和姿势不正。

4. 切勿长期卧床或固定肢体。

5. 避免阳光直射和受寒。

6. 给予肾上腺糖皮质激素治疗。

7. 给予免疫抑制药治疗。

【注意事项】

1. 在应用糖皮质激素治疗的过程中，要密切观察糖皮质激素的不良反应，如消化道大出血和肌无力加重。

2. 本病暴发型，病情恶化进展快，患儿可在短期内死亡。

## 三、硬皮病

硬皮病是一种病因尚未明了的慢性结缔组织病。硬皮病分为局限性硬皮病和广泛性硬皮病两种，而儿童硬皮病主要表现为局限性硬皮病。

【诊断要点】

1. 多见于学龄期儿童，女孩多于男孩。

2. 受损皮肤发生在躯干及四肢，局部皮肤为鲜红色或紫红色的带状、圆形或椭圆形斑或斑块，皮肤变厚、变硬，中心脱色，边缘有色素沉着。

3. 后期出现皮下组织、肌肉萎缩，皮肤变硬似皮革，不

能捏起，呈皮包骨现象，弹性消失。

4. 局部有瘙痒、灼热等感觉异常，感觉迟钝或消失。

5. 病程缓慢，病变为单发或多发。

6. 红细胞沉降率增快，血清球蛋白增高。

7. X 线检查，皮下和肌肉内有钙化斑。

【鉴别诊断】

1. 皮肌炎　见本章“二、皮肌炎”。

2. 非化脓性脂膜炎　发病前多有全身症状，皮下有结节状肿块，坚韧，多与皮肤粘连，呈淡红色，有压痛，可自行消失，多反复发作。

【防治】

1. 急性期应卧床休息，症状缓解后应适当活动，推拿、按摩及医疗体育等可减轻肌肉萎缩。

2. 物理疗法，如透热疗法、温热浴等。

3. 局部可涂糖皮质激素霜剂或软膏。

【注意事项】

1. 局限性硬皮病　一般无生命危险，但能完全恢复者少，可有肢端挛缩和畸形。

2. 系统性硬皮病　病死率约为 25%。

## 四、结节性多动脉炎

结节性多动脉炎是一种病因尚不清楚的全身广泛性的中、小动脉急性炎症。

【诊断要点】

1. 多在 6 岁以后发病。

2. 发病急骤，早期有发热、厌食、乏力、体重下降、肌肉及关节疼痛等症状。

3. 皮肤:表现为网状青斑、斑丘疹样紫癜,沿动脉走行的多个皮下小结节,有自发痛和压痛,可反复出现,多见于四肢,可伴有指(趾)坏疽。

4. 胃肠道:表现为腹痛、恶心、呕吐、腹泻、便秘及胃肠道出血等。

5. 肾:表现为腰痛、高血压、蛋白尿及血尿等,呈肾病或肾炎或急性肾衰竭。

6. 神经系统:表现为周围神经炎、惊厥、昏迷、偏瘫等。

7. 心血管系统:表现为心包炎、心律失常、心力衰竭及心肌梗死等。

8. 可有眼底出血。

9. 轻、中度贫血,外周血白细胞总数、中性粒细胞及嗜酸性粒细胞均可增高。

10. 红细胞沉降率明显增快。

11. C反应蛋白阳性,血浆清蛋白降低、球蛋白增高。

12. 血尿素氮明显增高,尿中有蛋白、红细胞及管型。

13. 血管造影可见冠状动脉,肾、肝血管闭塞或呈瘤样扩张。

14. CT检查可见脑血管病变。

【鉴别诊断】

1. 重症过敏性紫癜　紫癜病例的皮疹多见于下肢,持续时间较短。腹部症状较轻,预后较好。

2. 慢性肾炎　有蛋白尿、血尿、管型尿、高血压或水肿,血尿素氮增高。

3. 系统性红斑狼疮　本病多见于女孩,有蝶形红斑,自

身抗体及红斑狼疮细胞检测呈阳性。

4. 川崎病　多见于婴幼儿，有发热、多形红斑、口腔黏膜充血、结膜充血、手足肿硬、颈淋巴结肿大。

【防治】

1. 积极预防细菌、病毒感染。

2. 避免药物（如磺胺、青霉素及血清等）致敏。

3. 应用糖皮质激素治疗。

4. 应用免疫抑制药治疗。

【注意事项】

1. 有的患儿通过治疗能痊愈。

2. 早期采用激素加免疫抑制药联合治疗，病死率已下降至 16%。

3. 婴儿型多动脉炎：不少患儿于发病后 1 个月内突然死亡或死于进行性心力衰竭。

## 五、过敏性紫癜

过敏性紫癜是由各种致敏因素引起的毛细血管变态反应性疾病。

【诊断要点】

1. 多以急性发病，发病前 1～3 周有上呼吸道感染史。

2. 好发于学龄期儿童，以冬、春季发病多，夏季发病少。

3. 皮肤紫癜多见于下肢远端、踝关节周围、臀部、上肢和面部，但躯干罕见，呈对称分布。

4. 皮疹初为小型荨麻疹或粉红色斑丘疹，压之褪色，继而形成红斑，中央有点状出血，然后由粉红色渐变为暗红色，即为紫癜，消退后不留痕迹。

5. 可伴发多形红斑、结节性红斑及血管性水肿。

6. 关节症状有关节痛、关节肿胀，呈多发性、游走性，以下肢关节多见。

7. 消化道症状常见有恶心、呕吐、腹痛、便血。

8. 肾的症状可有血尿、蛋白尿、高血压、肾功能减退。

9. 血小板计数、出凝血时间、血块收缩时间均正常。

【鉴别诊断】

1. 原发性血小板减少性紫癜　血小板计数减少，出血时间延长，凝血时间正常，但血块收缩不良。

2. 急性阑尾炎　过敏性紫癜所致腹痛者无腹肌紧张，多伴有皮肤、肾及关节症状。

3. 几种结缔组织病的鉴别　见表 17-1。

**表 17-1　几种结缔组织病的鉴别**

| | 结节性多动脉炎 | 皮肌炎 | 系统性红斑狼疮 | 过敏性紫癜 | 川崎病 |
|---|---|---|---|---|---|
| 发病率 | 较少见 | 少见 | 少见 | 多见 | 多见 |
| 四肢、躯干、皮肤损害 | 多见 | 有特征 | 多见 | 有特征 | 有特征 |
| 面部皮损 | 无 | 有特征 | 有特征 | 无 | 无 |
| 发热 | 多见 | 多见 | 多见 | 少见 | 有特征 |
| 关节炎 | 无 | 少见 | 多见 | 多见 | 多见 |
| 心脏受累 | 多见 | 少见 | 多见 | 少见 | 有特征 |
| 肌炎 | 多见 | 有特征 | 多见 | 少见 | 无 |
| 肾受累 | 有特征 | 少见 | 有特征 | 有特征 | 无 |
| 皮下小结 | 多见 | 无 | 无 | 无 | 无 |
| 眼症状 | 多见 | 少见 | 少见 | 少见 | 有特征 |
| 中枢神经系统症状 | 有特征 | 少见 | 多见 | 无 | 少见 |

【防治】

1. 急性期应卧床休息，应食无蛋白、少渣、半流食及易消化食物。

2. 注意寻找过敏原，去除病因。

3. 糖皮质激素治疗：有消化道出血者，可应用氢化可的松静脉滴注。

【注意事项】

1. 病初 3 个月内出现肾病变或病情反复发作并伴有肾病者，多预后不良。

2. 应用糖皮质激素治疗紫癜疗效不佳，对肾病变无显著疗效。

## 六、白塞综合征

白塞综合征又称眼-口-生殖器综合征，除口、阴部、眼三联征外，还可侵犯多系统、多器官和组织，为全身性疾病。

【诊断要点】

1. 发病可急可缓，可伴有发热、乏力、食欲缺乏、头晕。

2. 口疮性口腔炎为必备的首发表现，于颊黏膜、唇、舌和咽喉处出现多形状溃疡，疼痛剧烈，分批发生，中央呈黄色，周围有红晕，愈合后无瘢痕。

3. 生殖器溃疡好发于外阴及阴道、阴茎或阴囊，伴疼痛，愈后可有瘢痕。

4. 葡萄膜炎多为双侧性，可在病程中、晚期出现。可引起青光眼、白内障及失明。

5. 皮肤表现可有结节、毛囊炎、炎症性皮肤结节、痤疮样皮炎、多形性红斑、环形红斑、丘疹、脓疱、红晕、硬结等。

6. 可表现出多发性、游走性、复发性关节炎，以膝关节、踝关节为多见。

7. 其他病变：常见有动静脉炎、高血压、脑膜脑炎、肺梗死、肺出血、肾炎等。

【鉴别诊断】

1. 溃疡性口炎　病变局限于舌、唇内及颊黏膜等处，而无多系统、多器官、多组织损害。

2. 类风湿关节炎　关节病变两侧对称，部位固定，不游走，无皮下小结及心脏受累。

【治疗】

1. 应用糖皮质激素治疗。

2. 应用糖皮质激素治疗无效者，可用免疫抑制药治疗。

3. 非甾体抗炎药用于治疗高热、关节炎、结节性红斑，可与糖皮质激素合用。

4. 有血栓形成时，可应用促进纤维蛋白溶解剂。

5. 局部对症治疗。

## 七、莱特尔综合征

莱特尔综合征（又称结膜-尿道-滑膜综合征）的病因尚未明了，是以结膜炎、尿道炎、关节炎为特征的综合征。

【诊断要点】

1. 多见于年长儿，急性发病，并伴有高热。

2. 泌尿生殖系统症状：尿道炎时，尿道口红肿，可见浆液性或浆液脓性分泌物，伴有尿痛、灼热感、膀胱炎、前列腺炎、阴道炎。

3. 关节症状：上、下肢各关节肿胀、剧痛。

4. 眼部症状：两眼结膜充血、水肿、异物感，并有稀浆液性分泌物，疼痛，畏光等。

5. 皮肤症状：皮损初起为淡黄色水疱，破溃形成浅溃疡、结痂及角化。

6. 外周血白细胞总数正常或轻度增高，轻度贫血及红细胞沉降率增快。

【鉴别诊断】

1. 白塞综合征　可有空腔溃疡、外生殖器溃疡，而无尿道刺激症状。

2. 幼年型类风湿关节炎　呈慢性、对称性、多发性关节炎，受累关节至少 5 个，指（趾）关节受累尤为明显，局部僵硬、肿痛、发热，但不红。

【治疗与预防】

1. 急性期应卧床休息。

2. 积极治疗原发病，预防过敏因素。

3. 应用糖皮质激素治疗。

4. 给予非甾体抗炎药。

【注意事项】

1. 本病大多预后良好。

2. 少数患儿可因并发心脏及神经系统病变而致死。

3. 长期应用糖皮质激素类药物及非甾体抗炎药，可引起致命的不良反应。

## 八、混合性结缔组织病

混合性结缔组织病又称风湿性疾病综合征。因本病特征难以用某一种结缔组织病加以解释,故称混合性结缔组织病。

【诊断要点】

1. 主要见于学龄期儿童,患儿女孩多于男孩。

2. 早期症状轻且不典型,多被误诊。

3. 皮肤表现为手部肿胀,手指呈锥形腊肠样。

4. 早期表现出雷诺现象。

5. 多发性关节炎或关节痛。

6. 近心端肌肉痛和肌无力。

7. 间质性肺炎、胸膜炎和肺纤维化。

8. 心包炎和心肌炎。

9. 血尿和蛋白尿。

10. 外周血三系血细胞减少,抗核抗体滴度增高。

【鉴别诊断】

1. 系统性红斑狼疮　有典型的蝶形红斑、对光敏感、口腔溃疡或鼻咽部溃疡及脱发等。

2. 多发性肌炎　本病无系统性红斑狼疮和硬皮病的临床及实验室改变。

3. 系统性硬皮病　除双侧手指、掌指关节和跖趾关节肿胀、变硬、变厚、绷紧外,尚可累及整个肢体、面部、颈部和躯干。

【治疗】

1. 对症治疗。

2. 轻症患儿可用非甾体抗炎药,如阿司匹林和布洛芬等药物治疗。

3. 严重病例可用大剂量糖皮质激素治疗,必要时加用

免疫抑制药。

【注意事项】

患儿预后较差，主要死亡原因是心力衰竭、肾衰竭和继发细菌感染。

# 第 18 章　免疫性皮肤病

皮肤是人体与外界环境直接相连的一个组织器官，它具有一些特殊的细胞和特殊的功能。除表皮和真皮的机械性和化学性屏障外，它是机体抵御感染的第一道防线，同时它具有某些非特异性的免疫因子，有利于机体的防护。一旦由于营养、创伤、手术等引起皮肤的损伤，可导致严重的继发性免疫缺陷病。原发性免疫缺陷病是指机体的特异性和非特异性免疫功能的原发性缺陷或障碍导致的疾病。皮肤损害通常成为机体原发性免疫缺陷病的首发症状，越来越受到重视。

## 一、慢性黏膜、皮肤念珠菌病

慢性黏膜、皮肤念珠菌病是一种细胞免疫缺陷病，可散发或常染色体隐性遗传。

【诊断要点】

1. 发病较早的婴儿，病情较严重，可发生念珠菌肉芽肿。

2. 最早表现为皮肤、口腔黏膜、指（趾）甲有念珠菌感染，口腔黏膜出现白色的膜状物，甲变灰白或褐色，变脆和易脱落。

3. 常有多种内分泌功能低下及贫血等。

4. T 细胞检查多正常，迟发型超敏反应皮肤试验呈阳性。

5. 抗念珠菌抗体升高。

6. 可有多种内分泌抗体。

【防治】

1. 积极治疗内分泌疾病。

2. 全身或局部应用抗真菌药物治疗。

## 二、伴有共济失调和毛细血管扩张的免疫缺陷病

伴有共济失调和毛细血管扩张的免疫缺陷病是一种常染色体隐性遗传性疾病。

【诊断要点】

1. 多于婴儿期发病，少数可迟至 4～5 岁发病。

2. 初期有步态不稳、说话含糊不清、舞蹈样动作、面肌痉挛、眼球震颤、眼肌麻痹。

3. 毛细血管扩张好发于球结膜、巩膜、耳、肘窝、腘窝、鼻翼、手足背等部位。

4. 出现局部皮肤萎缩、硬化、色素脱失、色素沉着、异位性皮炎、湿疹。

5. 少数患儿可出现皮肤恶性病变。

6. 反复感染，多见于呼吸道感染。

7. 存活到青春期者，性发育明显推迟。

8. 体液免疫和细胞免疫均正常。

【防治】

1. 应用抗生素，防治各种感染。

2. 进行胸腺移植或胸腺素治疗。

【注意事项】

约有10%的患儿可发生淋巴网状系统恶性肿瘤。

## 三、伴有血小板减少和湿疹的免疫缺陷病

伴有血小板减少和湿疹的免疫缺陷病是一种X-连锁遗传性疾病。

【诊断要点】

1. 多发生于出生后数日的男婴。

2. 皮肤黏膜出现瘀斑、瘀点或鼻出血、牙龈出血、尿血、呕血、结膜下出血等。

3. 湿疹好发于头面部、前臂及腘窝，且随年龄的增长而逐渐加重并难以缓解，可伴有出血或感染。

4. 反复感染常并发肺炎、中耳炎、脑膜炎、上呼吸道感染或皮肤感染等。

5. 年长儿反复发生单纯疱疹、疱疹性角膜炎。

6. 肝、脾大及贫血。

7. 血小板计数减少，血清IgM减低。

【鉴别诊断】

*原发性血小板减少性紫癜*　多为散在性针尖大小的真皮或皮下出血点，四肢较多，无明显的肝、脾大，发病前多有上呼吸道感染史。

【治疗】

1. 主要是对症治疗，输血可以帮助控制出血现象。严重出血者可输注新鲜血小板。

2. 给予适当的抗生素以控制感染，应用经辐射处理的

血浆预防感染。

3. 约 1/3 的患儿注射转移因子有效。

【注意事项】

1. 预后不良，患儿常因大出血死于婴幼儿期。

2. 儿童期患儿多死于严重感染或恶性肿瘤。

3. 长期输入血小板或脾切除，或全身应用糖皮质激素的患儿，均有严重的不良反应，应引起高度重视。

## 四、遗传性血管神经性水肿

遗传性血管神经性水肿是一种常染色体显性遗传性疾病。

【诊断要点】

1. 发病突然。

2. 多见于 10 岁以内的年长儿，婴儿亦可突然起病。

3. 四肢、躯干及颈部、胃肠道或上呼吸道突然出现局限性水肿，不红，不痛，不痒，呈发作性。

4. 胃肠道受累可出现腹部剧痛，婴儿可表现为肠绞痛。

5. 喉部水肿，可致患儿窒息，危及生命。

6. 到青春期病情恶化，发作频繁而严重，40～50 岁病情可逐渐缓解。

7. $\alpha_2$ 球蛋白显著减少。

【鉴别诊断】

1. 血管性水肿　好发于眼睑、口唇、外生殖器，无肠道症状，$\alpha_2$ 球蛋白正常。

2. 营养不良性水肿　水肿开始于眼睑及面部，清晨重而下午轻。血浆清蛋白降低，而球蛋白多增加。

【防治】

目前防治困难，氨甲环酸可预防发作。

【注意事项】

1. 本病仅在表现为急性腹痛时易误诊为急腹症。

2. 输入新鲜血浆时有加重病情的危险。

3. 发生喉梗阻时应实施气管切开术。

## 五、慢性肉芽肿病

慢性肉芽肿病又称慢性败血症性肉芽肿病或伴杀菌缺陷的遗传性疾病。为伴性连锁隐性遗传或常染色体隐性遗传。患儿母亲常为无症状的杂合子携带者。

【诊断要点】

1. 可见于任何年龄，但多见于婴儿期，于出生后数月内发病。

2. 皮肤可出现湿疹样皮炎、肉芽肿脓疱疹、疖肿、化脓性炎症等，伴鼻窦炎、中耳炎。

3. 胃肠道症状：可有溃疡性胃炎、溃疡性口炎、反复腹泻及肉芽肿性结肠炎。

4. 骨与关节有化脓性关节炎、骨髓炎、关节肿痛等。

5. 肝、脾及淋巴结肿大，化脓性脑膜炎。

【治疗】

1. 积极控制感染，应用杀菌性抗生素治疗。

2. 有脓肿者要及时切开引流。

3. 给予干扰素治疗。

【注意事项】

1. 本病预后不良，约 1/3 的患儿于 7 岁内死于全身感

染，部分患儿发展为恶性淋巴瘤。

2. 尽量少输血或不输血，以免引起输血反应。

3. 应用糖皮质激素治疗对本病无效。

## 六、伴短肢体侏儒的免疫缺陷病

伴短肢体侏儒的免疫缺陷病是一种常染色体隐性遗传性先天性免疫缺陷病。免疫缺陷的差异很大，第 1 组病例表现为细胞免疫和体液免疫缺陷，临床上与严重联合性免疫缺陷病相似。第 2 组病例只有细胞免疫，临床上表现为吸收不良、严重水痘、进行性牛痘感染等，预后不一。第 3 组病例伴有体液免疫反应缺陷，常有鼻窦和肺部感染。

【诊断要点】

1. 出生时即有肢体与躯干比例异常，肢体、指(趾)及指(趾)甲特别短。

2. 毛发细少、浅淡、稀疏、早秃或全秃，伴鱼鳞状脱皮。

3. 颈部、四肢关节可见大量皮肤皱褶，关节松弛，常有胸骨缺陷。

4. 可有细菌、病毒、真菌及原虫等反复感染。

5. X 线检查及实验室检查，有骨骼异常和体液免疫及细胞免疫异常。

【防治】

1. 加强护理，防止各种继发感染。

2. 有感染者给予抗生素治疗。

3. 有条件者可进行骨髓移植。

4. 可试用转移因子、丙种球蛋白或输血浆治疗。

## 七、先天性白细胞颗粒异常综合征

先天性白细胞颗粒异常综合征又称白细胞异常色素减退综合征，是一种家族性疾病，为常染色体隐性遗传。

【诊断要点】

1. 出生时即有皮肤、毛发色素脱失，皮肤出现指纹状色素变淡区，有家族史。

2. 反复出现严重的化脓性感染，如上呼吸道感染、肺炎等。

3. 出现畏光、眼球震颤及眼底苍白。

4. 肝、脾大，智力低下，惊厥。

5. 血红蛋白、血小板及白细胞计数均减少。

6. 外周血及骨髓内中性粒细胞有巨大的溶酶体颗粒。

【治疗】

1. 对症治疗。

2. 控制感染。

【注意事项】

本病预后不佳。患儿常导致金黄色葡萄球菌、链球菌、肺炎球菌等感染。可伴中枢神经和周围神经病变、弥漫性恶性淋巴瘤。因反复感染、恶性肿瘤及大出血，患儿往往在5岁前死亡。

## 八、婴儿暂时性低丙种球蛋白血症

本病病因不明，可能是由于母体的抗体直接针对婴儿免疫球蛋白表面的Gm遗传性抗原决定簇，因此推迟了婴儿的免疫球蛋白合成。

【诊断要点】

1. 正常婴儿在出生后 3 个月时，血中由母体获得的 90％丙种球蛋白都被缓慢地分解代谢而逐渐消失。

2. 从出生起开始合成 IgM 抗体，水平迅速上升，至 1 岁时可达正常人的 75％水平。出生后第 3 周开始合成 IgA 抗体，至 2 岁时可达正常人的 75％水平。

3. 出生后 2 个月时开始合成 IgG，至 1 岁时可达正常人水平。在某些情况下，婴儿的丙种球蛋白开始合成的时间异常地推迟，这种情况称为暂时性低丙种球蛋白血症，一般无须治疗，在出生后 19～30 个月这一缺陷得到恢复。这期间，患儿可发生类似于原发性无丙种球蛋白血症的症状，如皮肤、呼吸道和脑膜的易感性增加。

【防治】

1. 大部分患儿不需要应用丙种球蛋白制剂治疗，若婴儿生长正常，血清 IgG＞2.0g/L，并证明有抗体形成，不需要进行特殊治疗。

2. 应每 3～4 个月测定一次免疫球蛋白含量。如感染严重且免疫球蛋白的水平很低，有必要补充丙种球蛋白，所用剂量同性连锁无丙种球蛋白血症患儿。

# 第19章　皮肤肿瘤

## 一、血管瘤

血管瘤系软组织肿瘤中最常见的一种、起源于皮肤血管的良性肿瘤，大多数为先天性，是小儿常见的肿瘤。常见于出生时或出生后不久的婴幼儿。好发于头、面部和后颈部皮肤，但黏膜、肝、脑和肌肉等亦可发生。在婴儿期增长迅速，以后可逐渐停止生长，有时可自行消退。临床上分为4型。

【诊断要点】

1. 草莓状痣　又称毛细血管瘤或单纯性血管瘤。

(1)一般在出生后3～5周出现。

(2)出生后6个月生长迅速，1～2岁逐渐停止生长。

(3)3～7岁有部分或全部毛细血管瘤吸收、消退。

(4)消退的血管瘤色变浅，中央呈现淡灰色斑，并逐渐向外扩大，缩小变平，最后消失或留痕迹。

(5)血管瘤好发于枕部、头面部、四肢及背部，亦可长在口唇或舌背上。

(6)皮肤表现为浅表的毛细血管扩张、迂回、曲折、大小不等。

(7)广泛损害的深部常并发海绵状血管瘤。

(8)临床分类

①单纯性毛细血管瘤:出生后即见大小不等、形状各异、高出皮面的斑块样肿物,呈鲜红色或紫红色,压迫后不褪色,也不缩小。好发于颜面部、颈部及躯干。

②草莓状毛细血管瘤:出生时未见病变,数周后出现小红点,迅速长大融合成团块,鲜红如草莓色,质软,压之如海绵,去压后又充血饱满,单个界限清楚。好发于颜面部、头皮、肩部或颈部。2～6 个月生长最快,2～3 岁消退,5～6 岁消失,留有灰白斑。

2. 鲜红斑痣　又称毛细血管扩张痣或葡萄酒样痣。

(1)出生时即有或出生后不久出现,出生后急速消退,至 1 岁半时消失。

(2)好发于前额、眉间、上眼睑、鼻周、枕颈部及骶尾部。大多为单侧性,偶或为双侧性,有时累及黏膜。

(3)初起皮损为大小不一的一个或数个淡红、暗红色或紫红色斑片,不高出皮肤,压之部分或完全褪色,表面光滑,偶呈结节状或疣状,形态不规则,边界清楚。

(4)病变中心有一扩张毛细血管,周围有苍白晕。

(5)发生于前额、鼻梁或枕部的往往自行消退,较大或广泛的常终身持续存在。

(6)眼、脑脊膜的鲜红斑痣除面部单侧损害外,还有同侧视网膜血管瘤和脑脊膜血管瘤,可引起青光眼和对侧轻度偏瘫或癫痫。

(7)骨肥大性鲜红斑痣伴软组织和骨肥大,常见动静脉瘘和静脉曲张。

(8)发生于眼睑或颊部者常波及附近黏膜。

(9)发生于小腿和足部的可出现痛性紫蓝色结节或斑块,并可破溃。

(10)常与海绵状血管瘤或蔓状血管瘤并存。

3. 海绵状血管瘤

(1)出生时或出生后不久发病。

(2)好发于皮肤、口腔、皮下及内脏。

(3)表现为单个隆起的肿块,暗红色或浅紫色,质柔软,有弹性,加压后可缩小,去压后复原海绵状。

(4)好发于皮下者多为局限性,在组织器官内多为弥漫性。

(5)早期肿瘤生长较快,一般无自行消退的倾向。

(6)本病可合并血小板减少和紫癜者,则称 Kasabach-Merritt 综合征。约 1/4 的患者可因出血、呼吸困难、继发感染或恶变而死亡。

(7)海绵状血管瘤还可见于以下先天性疾病。

①蓝色橡皮球样痣:血管瘤除累及皮肤外,常波及肠道,引起慢性出血而贫血,其他器官也可累及。

②Maffucci 综合征:血管瘤除累及皮肤和皮下组织外,并发软骨发育不良和骨化不全,骨脆弱引起畸形。此外,还有骨软骨瘤和软骨肉瘤等异常。

4. 蔓状血管瘤

(1)病变皮肤潮红,温度增高。

(2)好发于四肢远端,呈囊性肿块,质软,加压时可暂时缩小。

(3)可见到搏动和听到血流杂音。

(4)整个肢体受累时,可形成巨肢畸形。

(5)不会自行消退。

【治疗】

根据肿瘤的类别、形态、部位采用不同的治疗方法。婴儿患者，特别是草莓状痣或海绵状血管瘤患儿在早期可不予治疗。观察数年，如不消退或影响功能或美观时可选择适当的治疗。

1. 放射治疗　如用 X 线照射或 $^{90}Sr$ 敷贴，适用于单纯性血管瘤。部分鲜红斑痣或草莓状痣也有效。

2. 硬化剂治疗　适用于小的海绵状血管瘤。常用的硬化剂有 5％鱼肝油酸钠针剂或 1％～10％硫酸盐注射剂。皮损内注射，将其注射于血管瘤底部，每周或隔周 1 次，每次 0.1～0.5ml，常需数次后见效。

3. 激光治疗　有脉冲染料激光和铜蒸汽激光等。适用于鲜红斑痣。损伤小，瘢痕发生率低，但价格昂贵。

4. 冷冻治疗　液氮冷冻。可根据血管瘤的大小和形状，选择适当的治疗方法，如用冷冻器直接紧贴或喷射等。因瘢痕形成或治疗不彻底，现在应用少。

5. 手术治疗　适用于较大的血管瘤或内脏血管瘤。

6. 药物治疗　小儿血管瘤如生长较快者可用皮质激素治疗。

## 二、淋巴管瘤

淋巴管瘤是由异常增生的淋巴管组成，为淋巴管的畸形或发育障碍。小儿多见。

【诊断要点】

1. 单纯性淋巴管瘤

(1)出生时即有。

(2)好发于头颈部、上肢、唇、舌。

(3)皮损为针尖至豌豆大、成群的厚壁小水疱。内容物呈半透明或乳白色,常排列成线形而似带状疱疹。

(4)表皮增生呈疣状。

(5)发生在唇和舌部可表现巨唇或巨舌。

2. 海绵状淋巴管瘤

(1)单发或多发。

(2)好发于面部、腋窝、肩胛部及上肢。

(3)表现为绿豆至核桃大肿物,质软,有波动感,边缘不清,呈海绵状,有时表现为弥漫性肿胀。

(4)出生时即有或出生后发生。

(5)可出现巨舌或巨唇,或肢体畸形。

3. 囊状淋巴管瘤

(1)常出生时即有或出生不久发生。

(2)好发于颈部、腋下、胸腹壁。

(3)表现为弥漫性肿胀,柔软,囊壁薄,内容物清晰,有波动感,但不易压缩,透光阳性。

(4)呈浅蓝色或淡黄色。

【鉴别诊断】

此瘤有较特殊的水疱,将疱刺破后有淋巴液流出,发展缓慢,一般不难诊断。

【防治】

以手术切除为主。

## 三、表皮样囊肿及皮样囊肿

【诊断要点】

1. 表皮样囊肿

(1)为先天性良性肿瘤,出生时即有或出生后发病。

(2)好发于四肢、脑膜,可单发或多发。

(3)表现为小结节样,逐渐增大,与表皮粘连。

(4)不痛、不破,可活动的坚硬圆形小肿物。

(5)继发感染后可与周围组织粘连。

2. 皮样囊肿　主要是沿胚胎闭合线由分离的表皮细胞形成的囊肿,罕见,位于皮下,常在出生时即有。

【诊断要点】

1. 出生时即有或生后不久发病。

2. 好发于眼周、眉外、鼻根、枕部等处。

3. 表现为与表皮不粘连的大小不等的囊性肿物,无痛感。

4. 随年龄增长而缓慢增大。

5. 极少数可恶变。

【防治】

手术切除。

## 四、脂肪瘤

脂肪瘤是由成熟的脂肪组织所构成的良性肿瘤,是良性软组织肿瘤中较常见的一种,仅次于血管瘤,占良性软组织肿瘤及瘤样病变的25%左右。小儿多见。

【诊断要点】

1. 体内凡有脂肪存在的部位均可发生,如颈部、背部、肩部、臀部及肢体等。

2. 单发脂肪瘤呈扁平或分叶状、质软、边界清楚的皮下局限性肿物,可活动,生长缓慢。

3. 多发性脂肪瘤有家族倾向,肿物小,数目多达数百个,多在皮下。

4. 深部脂肪瘤可恶变为脂肪肉瘤。

【防治】

一般不需要治疗。有症状或功能障碍者,可以手术切除。

## 五、三叉神经血管瘤

三叉神经血管瘤是一种遗传性疾病。

【诊断要点】

1. 出生时即有。

2. 多发生在三叉神经眼支支配区域。

3. 主要表现为一侧面部三叉神经分布区有血管瘤,边界清楚,一般不超过中线。也有超过中线或扩展到舌、唇、颈部及胸部。可引起眼睑及唇部肥大。同侧软脑膜有血管瘤者,可引起对侧肢体瘫痪、惊厥及智力低下。

【防治】

脑膜血管瘤目前不能进行手术摘除,可对症处置。

## 六、纤 维 瘤

纤维瘤是来自纤维结缔组织的良性肿瘤。

【诊断要点】

1. 可见于青少年。

2. 好发于体内任何部位,以四肢,尤以小腿、躯干皮肤和皮下最为常见。

3. 表现为圆形或椭圆形硬块,大小不等,生长缓慢。

4. 表面呈棕褐色或红棕色,光滑或粗糙,多无自觉症状或有痒感。

5. 本病为良性，不发生恶变。

【防治】

1. 一般不需要治疗。

2. 如有症状或数目少，可手术切除。

3. 多发性纤维瘤可于皮下注射糖皮质激素或肤疾宁外贴。

【注意事项】

本病不宜冷冻或激光治疗。

## 七、神经纤维瘤病

神经纤维瘤病是一种常染色体显性遗传伴变异的神经皮肤综合征。皮肤特征为色素斑和多发性神经纤维瘤。婴儿发病率为 0.33%。

【诊断要点】

1. 25%～50%的患儿有家族史。

2. 近 50%的患儿出生时即有症状。皮肤色素斑和多发性皮肤结节，有特殊诊断价值。

(1)皮肤色素斑：几乎所有患儿均有之，常为多发。常在出生时即有，偶或出生后数个月至 1 岁内发生，除掌、跖外，可见于体表任何部位，但多发生在面部和躯干，约 20%发生于腋窝，呈不规则疏散分布，自淡棕色至暗褐色，因大多呈咖啡色，故称牛奶咖啡色斑，呈卵圆或不规则形，常长为 2～5cm，边缘清楚，大小、数目不一，常随年龄增长而增大、增多(特别是 10 岁，尤其是 2 岁以内)，偶呈大片状，可相当于几个脊髓节段的分布范围。Crowe 和 Schull 提出如此斑最大直径>1.5cm 并超过 6 个，可拟诊为本病。此外，腋部雀斑样色素沉着也为本病的特征。

(2)多发性皮肤结节:本病无自觉症状。通常较色素斑迟发,多发生于少年,主要见于躯干,自数个至数十个甚至数百个,表面平坦或突出皮面,呈圆锥形、半球形或有蒂,直径为数毫米至数厘米或更大,以致悬垂患处。呈肉色、粉红色或紫红色。触之柔软如疝样,可用指尖将瘤顶压入皮内,放下手指后又恢复原状。浅表神经丛的神经纤维瘤表现为可推动的珍珠样结节,可引起疼痛,偶或有压痛。肿瘤在神经干内生长,致神经干弯曲、变形。肿瘤体积增大时,外形多呈结节状,质硬,与周围组织界限不清。深部肿瘤初期可无临床表现,发展到一定体积时可出现肿瘤压迫症状。可于儿童期恶变,一般生长缓慢,常局部扩大,可数个损害同时发生恶变。

3. 口腔损害:5%～10%的患儿损害可发生于上腭、颊黏膜、舌和唇部,表现为乳头状瘤或常为单侧性巨舌。

4. 内脏损害:严重程度与皮损严重程度不成正比。60%的患儿智力减退,30%～46%的患儿有神经系统症状,可引起癫痫发作,主要由肿瘤(脑膜瘤、星形细胞瘤、听神经鞘瘤)引起,部分因胶质增生(如视神经胶质细胞瘤)、血管增生或骨骼畸形所致。发生于消化道的神经纤维瘤常多发,多见于胃、肠,可引起出血或梗阻。腹膜后神经纤维瘤可将输尿管和膀胱等向前推移,引起泌尿道症状。

【防治】

若皮损严重妨碍美观,影响功能或肿瘤大、疼痛并疑有恶变时,手术切除效果良好。有癫痫并发症者应仔细检查病灶,必要时行神经外科手术切除,但可能复发。

## 八、复发性婴儿指(趾)纤维瘤病

本病又称指(趾)纤维性肿胀或幼年指(趾)纤维瘤,为发

生于婴幼儿的良性纤维性肿瘤，主要发生在指(趾)端。本病病因尚不明确，虽曾提出病毒学说，但未证实。

【诊断要点】

1. 本病罕见。出生时即有或出生后数个月内发生，偶见于儿童。

2. 结节为单个或多发，常位于指(趾)远端、伸侧及外侧。

3. 皮损表面光滑、发亮、肿胀、质硬，与表面皮肤粘连，但可移动。

4. 表面呈正常肤色或粉红色，直径约为 1cm，生长缓慢，可自行消退。

5. 约 70%的患儿结节在幼儿期复发，偶或破溃，形成浅表溃疡，愈后结瘢。

【鉴别诊断】

临床诊断一般不难，组织学上有时需与皮肤纤维瘤及瘢痕疙瘩鉴别。

1. *皮肤纤维瘤*　组织病理是由不等量成纤维细胞、幼稚胶原纤维和成熟胶原纤维不集聚成束，胶原纤维束呈漩涡状排列。

2. *瘢痕疙瘩*　病变处浅层胶原纤维多与皮面平行排列，成纤维细胞较少，黏多糖明显增加。

【治疗】

手术广泛切除，术后常易复发，但不发生转移。

## 九、婴儿纤维性错构瘤

【诊断要点】

1. 本病常见于男孩，出生时即有或发生于 1 岁以内。

2. 皮下结节通常为单个,偶或 2 个,质坚硬。

3. 多发生于腋窝、颈部或躯干部。

4. 在早期增长后,数目和大小不进一步增加。

【治疗】

手术切除。

## 十、侵袭性婴儿纤维瘤病

【诊断要点】

1. 本病发生于 1 岁左右。

2. 皮下硬块发生于体表的任何部位。

3. 组织病理显示许多核分裂象。

【防治】

手术切除后可复发,但未见转移的报道。

## 十一、线状表皮痣

线状表皮痣又称疣状痣,是由表皮细胞发育过度导致表皮局限性发育异常形成的良性肿瘤。泛发性线状表皮痣可呈显性遗传。同一家族成员可发生大疱型先天性鱼鳞病样红皮病。这两种病的皮肤组织病理变化相似。它们可能是多向性显性基因的不同表现。

【诊断要点】

1. 男孩多见,常出生时即有,偶尔幼年发病。

2. 好发于头部、躯干或四肢的任何部位。

3. 皮损为单个或多发,可呈正常皮色、淡红色、黄褐色或黑色,境界清楚。

4. 可呈乳头瘤样过度角化性丘疹,多呈条状排列。

5. 皮损位于一侧或双侧，对称分布。间擦部位处损害可发生浸润和继发感染。

6. 皮损在儿童期缓慢增大，青少年时期常达到稳定状态，以后不再扩大，扩展期很少超过 2 年，一般无任何症状，偶有痒感。

7. 本病极少发生癌变，若发生主要为鳞状细胞癌，其次为基底细胞癌。

本病可分为 3 型：

(1)局限型：位于头皮、躯干或四肢，通常为单发，单侧分布，故称单侧痣。

(2)炎症型或苔藓样型：常见于一侧下肢，自觉瘙痒，表现为红斑鳞屑形成和结痂。

(3)泛发型：损害常多发，单侧或双侧分布。泛发型常并发其他先天性畸形，如齿发育异常、弯曲足、多指症、屈指症、骨骼畸形和中枢神经系统疾病如癫痫、精神发育迟缓和神经性聋等，称为表皮痣综合征。

【鉴别诊断】

1. 皮脂腺痣　好发于头皮或面部，为高出皮面的淡黄色斑块，表面平滑、有油性薄痂。

2. 线状苔藓　好发于四肢和躯干，皮损为平顶、多角形红色丘疹，覆盖灰白色鳞屑。常无自觉症状，病程有自限性，有苔藓样炎症浸润，缺乏或罕见棘层肥厚。

【防治】

本病的治疗应于病变范围完全确定后再治疗，否则治疗部位附近会出现新皮损。当损害突然迅速增大、结痂或溃疡时，应做活检以除外恶变。

1. 口服维A酸对部分泛发性病变有一定的疗效，但常为暂时性。

2. 维A酸、地蒽芬（蒽林）、α-羟酸等外用部分有效，且需长期用药。

3. 对较小的损害，可用激光、电灼及液氮冷冻治疗，但易部分复发。

4. 可手术切除至深部真皮是最可靠的方法，然而不适于病变广泛者。

## 十二、皮脂腺痣

皮脂腺痣又称先天性皮脂腺增生、皮脂腺错构瘤，是由于先天性局限性表皮发育异常所致。除表皮、真皮和皮肤附属器参与形成外，常以皮脂腺增生为主。皮脂腺痣中常并发其他皮肤附属肿瘤，并可见大汗腺。

【诊断要点】

1. 出生时即有或婴儿期发病。

2. 好发于头皮、面部和颈部。

3. 皮损常为单个，偶或多发，表现为略高出皮面的淡黄色至黄色蜡样的圆形、卵圆形或带状斑块，边缘不整齐，表面光滑或呈颗粒状，无毛发（彩图38）。至发育期时明显隆起，因皮脂腺成分增加而黄色越明显。10%～40%的损害可发生继发性新生物。最常见的为基底细胞癌，往往在10～20岁发生。其次为乳头状汗管囊腺瘤（8%～19%），也见于幼年期。

4. 线性皮脂腺痣综合征系指线性皮脂腺痣并发癫痫、精神发育迟缓和神经性缺陷或骨骼畸形，或称“神经皮肤综

合征”。

【鉴别诊断】

幼儿头皮或面部出现黄至褐色、有时呈疣状的斑块，应疑及本病。组织病理检查可以确诊。疣状损害需与寻常疣、线形表皮痣等相鉴别。

【防治】

1. 冷冻疗法。

2. 激光疗法。

3. 手术切除。

## 十三、痤疮样痣

痤疮样痣是由于毛囊局部发育异常所致的肿瘤。

【诊断要点】

1. 出生时即有或出生后不久发病。

2. 多发于面部、颈部、上臂、胸部及腹部。

3. 表现为粟粒大小毛囊性丘疹，成簇存在，毛囊口扩张，毛囊口内有黑色角化的角质栓，类似黑头粉刺，外观呈橘皮状。

4. 多无自觉症状。

5. 继发感染者，愈后留下瘢痕。

【鉴别诊断】

萎缩性毛囊角化病　本病好发于颊部，呈对称性分布，角化的角质栓小，并伴有网状萎缩。

【防治】

1. 注意皮肤清洁卫生。

2. 皮肤损害小者可用冷冻、激光治疗。

3. 必要时手术切除。

4. 有感染者应用抗生素治疗。

## 十四、皮脂腺瘤

【诊断要点】

1. 出生时即有或幼年发病。

2. 好发于鼻翼、鼻唇沟、颊部及颌部。

3. 初起时为针尖大的丘疹，逐渐增大为结节，呈半球状，为黄白色或棕红色，可见到扩张的皮脂腺孔。

4. 皮损表面和其周围有扩张的毛细血管。

5. 病程呈慢性经过，随年龄增长而增加，到青春期可自行停止。

6. 本病可合并智力低下或癫痫。

【鉴别诊断】

1. 良性幼年黑色素瘤　多见于四肢和面部，为圆形、无毛的丘疹或小结，呈暗红色或棕色。

2. 线状表皮痣　皮损为单个线状排列，为黄褐色乳头瘤样过度角化性丘疹。

【防治】

手术切除。

## 十五、汗管瘤

【诊断要点】

1. 多始于幼年或青少年。

2. 好发于下眼睑、颈部、肩部、胸部、腹部等处。

3. 皮损为针尖到豌豆大小，为半透明的小结节，黄褐色，表面光滑。

4. 皮损呈对称性分布，密集而不融合。

5. 小结节可由数个逐渐增至数百个。

6. 多无自觉症状，病程较长。

【防治】

一般无须治疗，必要时可采用激光治疗或冷冻治疗。

## 十六、钙化上皮瘤

钙化上皮瘤是由表皮皮层分化的细胞肿瘤，属皮肤深层良性肿瘤。

【诊断要点】

1. 男、女发病率相近。

2. 多见于儿童。

3. 好发于面部、颈部、上肢及背部、臀部。

4. 皮损为单发的皮下软骨样硬性肿物或结节，呈圆形，边缘清楚。

5. 正常皮色或暗紫色，位置较浅者可呈淡蓝色、红色，质硬。

6. 肿物与皮肤粘连，基底可移动，极少破溃。

7. 生长缓慢或有轻微疼痛。

【防治】

1. 较小单发结节可用电灼或激光治疗。

2. 肿物较大者可手术分离肿物。

3. 术后一般不复发。

## 十七、化脓性肉芽肿

化脓性肉芽肿是一种获得性良性结节状肿瘤。

【诊断要点】

1. 多见于儿童。

2. 好发于手指、足、口唇、头部及躯干上部。

3. 初期表现为鲜红色或淡褐色斑丘疹，为黄豆大小或更大的隆起的结节，常有蒂。

4. 迅速增大，破溃后出血、结痂，酷似血管痣。

5. 多无自觉症状，轻度外伤可致皮损处出血不止。

【鉴别诊断】

传染性软疣　本病多发于年长儿，皮损见于躯干和颈部，呈半球状、绿豆大小的结节，中央呈脐窝状，可挤出白色干酪样物质。

【防治】

1. 电灼治疗。

2. 冷冻治疗。

3. 激光治疗。

## 十八、血管球瘤

血管球瘤系起源于正常血管球或其他动静脉吻合处的一种血管错构瘤，可单发或多发，病因不明，有家族倾向。

【诊断要点】

1. 有家族史。

2. 多见于儿童。

3. 好发于手指，甲下尤多，占25%。

4. 皮损为绿豆大小的紫蓝色结节，质硬或柔软，常自发性疼痛，阵发性加剧，暴露于冷环境中更为明显。

5. 冬季加重。

6. X 线检查示指骨末端弧状凹陷。

【鉴别诊断】

1. 甲下黑色素瘤　甲床和指甲有深浅不等的色素斑。

2. 蓝痣　好发于臀部、手、足及背部，呈灰蓝色、深蓝色斑块，质硬，边界清楚。

【防治】

手术切除，如手术切除不彻底，易复发。

## 十九、瘢痕疙瘩

瘢痕疙瘩是由于皮肤外伤或感染后结缔组织过度增生的表现。

【诊断要点】

1. 可发生于任何年龄。

2. 常有外伤、手术感染史。

3. 好发于上胸部、头皮、肩胛部、面部、颈部。

4. 初发为鲜红色、高出皮面、厚硬、坚韧而有弹性的丘疹或索状物，表面光滑或不平，没有毛发(彩图 39)。

5. 瘢痕逐渐扩大呈圆形、不规则形或呈蟹足样发展，常伴毛细血管扩张。

6. 自觉轻度瘙痒、灼痛、刺痛。

【防治】

1. 避免外伤、烧伤、烫伤、注射、种痘或手术及感染引起炎症、化脓等。

2. 手术切除加放射治疗。

3. 封闭治疗。

4. 音频治疗。

## 二十、腮腺血管瘤

腮腺血管瘤是婴儿期所特有的腮腺肿瘤。

【诊断要点】

1. 多于出生后不久即发病。

2. 一侧腮腺部位出现肿块，局部皮肤毛细血管扩张，呈紫红色。少有两侧同时肿大者。

3. 肿块质软，用手加压时可有一定程度缩小，减压后又恢复原状。肿块边界较清楚。

4. 肿块多于半岁前生长迅速，可致患儿面部显著畸形。随年龄增长可能静止，但较少有自行消退者。

【鉴别诊断】

1. 腮腺淋巴管瘤　肿物边界不清楚，多为一侧，用手压迫时无明显缩小，局部皮肤无血管瘤病变，穿刺无血液。

2. 腮腺混合瘤　发病年龄多在 10 岁左右，肿块固定，生长缓慢，局部皮肤可见扩张的毛细血管。

【治疗】

1. 放射治疗：肿块较小、生长较缓慢、患儿年龄较大者，可用放射治疗。

2. 手术切除。

## 附表1 小儿皮肤病内用药物

| 类别 | 药名 | 药理作用 | 适应证 | 用法用量 | 不良反应 | 注意事项 |
|---|---|---|---|---|---|---|
| 抗组胺药物 | 第一代药物氯苯那敏 | 抗组胺，镇静止痒 | 各种过敏性疾病，虫咬伤，药物过敏 | 每日0.35mg/kg，分3～4次口服 | 头晕、嗜睡 | 偶有失眠反应 |
| | 第一代药物苯海拉明 | 对抗或减弱组胺 | 皮肤黏膜过敏性疾病，虫咬皮炎外用软膏 | 每日2～4mg/kg，分3次口服 | 嗜睡 | 偶可引起皮疹、粒细胞减少 |
| | 第一代药物赛庚啶 | 抗5-羟色胺及抗胆碱能 | 荨麻疹、湿疹、皮炎、皮肤瘙痒 | 每日0.25mg/kg，分3次口服 | 嗜睡 | 青光眼患者忌用 |
| | 第一代药物异丙嗪 | 为组胺 $H_1$ 受体拮抗药 | 各种过敏性疾病 | 每次0.5～1mg/kg，口服 | 困倦、嗜睡 | 肝功能减退者慎用 |
| | 第一代药物酮替芬 | 抑制过敏及介质释放 | 过敏性疾病 | 每次0.4～0.6mg | 嗜睡 | 偶有恶心、呕吐等胃肠道反应 |
| | 第一代药物曲普利啶（克敏） | 抑制变态反应，强效、长效、低毒 | 各种过敏性疾病 | 每次0.05mg/kg | 口干、恶心 | 易引起过敏 |

（续　表）

| 类别 | 药　名 | 药理作用 | 适应证 | 用法用量 | 不良反应 | 注意事项 |
|---|---|---|---|---|---|---|
| 抗组胺药物 | 第一代药物阿司咪唑（息斯敏） | 长效组胺 $H_1$ 受体拮抗药 | 湿疹、过敏性疾病 | 口服，＜6 岁，每日 0.2mg/kg；＞6 岁，每日 5mg；＞12 岁，每日 10mg。每日 1 次 | 过敏 | 转氨酶升高 |
| | 第一代药物苯茚胺（抗敏胺） | 抗组胺作用较持久 | 皮肤瘙痒 | 口服，每日 2～4mg | 无嗜睡 | |
| | 第一代药物氯雷他定 | 抗组胺作用较强 | 荨麻疹、皮肤瘙痒、过敏性皮肤病 | | 嗜睡较轻 | |
| | 第一代药物西替利嗪 | 抗组胺，拮抗 $H_1$ 受体 | 过敏性皮炎、皮炎、荨麻疹、湿疹 | | 轻微嗜睡 | |

（续　表）

| 类别 | 药　名 | 药理作用 | 适应证 | 用法用量 | 不良反应 | 注意事项 |
| --- | --- | --- | --- | --- | --- | --- |
| 糖皮质激素 | 氢化可的松 | 抗炎作用，抗过敏作用，抗毒作用，抗休克作用，抗核分裂作用，免疫抑制作用，提高机体应激性 | 重症药物性皮炎，接触性皮炎，重症多形性红斑，急性荨麻疹，系统性红斑狼疮，皮肌炎，新天疱疮，新生儿硬肿症 | 口服，每日 4～8mg/kg，分 3～4 次口服 | 各种感染、糖尿病、血压增高、消化道出血、溃疡病加重或穿孔，库欣综合征 | 常掩盖感染症状，严格掌握适应证，皮肤科用法如下<br>1. 常规法：每日剂量分 3～4 次口服<br>2. 顿服法：每日剂量于 8 时 1 次，隔日 8 时服<br>3. 隔日疗法：2 日剂量并为 1 次，隔日 8 时服<br>4. 冲击疗法：甲泼尼龙加入 5%～10% 葡萄糖溶液内 3～12 小时滴完，每日 1 次，3 日后改为口服泼尼松 |
| | 泼尼松 | | | 口服，每日 1～2mg/kg | | |
| | 泼尼松龙 | | | 口服，每日 1～2mg/kg | | |
| | 甲泼尼龙 | | | 口服，每日 1～2mg/kg | | |
| | 曲安西龙 | | | 口服，每日 0.8～2mg/kg | | |
| | 地塞米松 | | | 口服，每日 0.1～0.25mg/kg | | |
| | 倍他米松 | | | 口服，每日 0.06～0.16mg/kg | | |

（续　表）

| 类别 | 药　名 | 药理作用 | 适应证 | 用法用量 | 不良反应 | 注意事项 |
|---|---|---|---|---|---|---|
| 抗生素 | 青霉素类 | 对革兰氏阳性球菌、革兰氏阴性球菌、革兰氏阳性杆菌，各种螺旋体，放线菌等，于细菌繁殖期有抗菌作用 | 急性感染，如脓皮病、脓疱疮、疖、丹毒、蜂窝织炎、梅毒、淋病、放线菌 |  | 易引起严重的变态反应 | 应用前必须做皮内试验 |
|  | 青霉素G钠 |  |  | 肌内注射每日2.5万～5万U/kg |  |  |
|  | 苯唑西林（新青霉素Ⅱ） |  |  | 口服、肌内注射、静脉滴注每日50～100mg/kg |  |  |
|  | 萘夫西林（新青霉素Ⅲ） |  |  | 口服、肌内注射每日50～100mg/kg |  |  |
|  | 氯唑西林（邻氯青霉素） |  |  | 口服、肌内注射、静脉滴注每日30～50mg/kg |  |  |

（续　表）

| 类别 | 药　名 | 药理作用 | 适应证 | 用法用量 | 不良反应 | 注意事项 |
| --- | --- | --- | --- | --- | --- | --- |
| 抗生素 | 阿莫西林 | 对革兰氏阳性球菌、金黄色葡萄球菌、革兰氏阴性杆菌有抗菌作用 | 呼吸道感染、皮肤和软组织感染、泌尿系统感染、败血症、胸膜炎 | 口服，每日 50～100mg/kg | 青霉素过敏者对本类药可能有交叉变态反应 | |
| | 头孢菌素类 | | | 肌注每日 2.5 万～5 万 U/kg 体重 | | 目前亦须做皮内试验 |
| | 头孢氨苄（先锋霉素Ⅳ） | | | 口服，每日 25～50mg/kg，分 3～4 次口服 | | 对青霉素过敏者慎用 |
| | 头孢唑啉（先锋霉素Ⅴ） | | | 肌内注射或静脉滴注，每日 30～50mg/kg，分 2～3 次口服 | | 对青霉素过敏者慎用 |
| | 头孢拉定（先锋霉素Ⅵ） | | | 口服、肌内注射、静脉滴注，每日 50～100mg/kg，分 3～4 次口服 | 胃肠道反应 | 对青霉素过敏者慎用 |
| | 头孢哌酮（先锋必） | | | 口服、肌内注射、静脉滴注，每日 50～100mg/kg，分 2～4 次口服 | 过敏反应 | 大剂量可致出血倾向，肝功能损害 |
| | 头孢三嗪（菌必治） | | | 肌内注射、静脉滴注，每日 20～80mg/kg | | 对青霉素过敏者慎用 |

（续　表）

| 类别 | 药　名 | 药理作用 | 适应证 | 用法用量 | 不良反应 | 注意事项 |
|---|---|---|---|---|---|---|
| 抗病毒药 | 阿昔洛韦（无环鸟苷） | 抑制病毒DNA的复制 | 带状疱疹，单纯疱疹 | 静脉滴注，5～10mg/kg，每8小时1次，10日为1个疗程；口服，5～10mg/kg，每4小时1次 | 转氨酶升高、皮疹、静脉炎 | 偶有神经毒性，如震颤和谵妄 |
| | 利巴韦林 | 广谱抗病毒，干扰病毒DNA合成，阻止病毒复制 | 疱疹性口炎，带状疱疹 | 口服，每日10～15mg/kg；肌内注射，静脉滴注，每日10～15mg/kg，分2次应用 | 口渴，白细胞减少 | 大剂量应用可引起骨髓造血功能受损 |
| | 干扰素 | 抑制DNA病毒和RNA病毒 | 防治病毒感染，用于肿瘤的辅助治疗 | 视病情、年龄而定 | 偶有骨髓抑制 | 但反应为一过性 |

（续　表）

| 类别 | 药　名 | 药理作用 | 适应证 | 用法用量 | 不良反应 | 注意事项 |
| --- | --- | --- | --- | --- | --- | --- |
| 抗真菌药物 | 灰黄霉素 | 干扰真菌 DNA 合成而抑制真菌生长 | 头癣及泛发性体癣 | 口服，每日 15～20mg/kg，分 2～4 次口服 | 恶心、呕吐、食欲缺乏、头晕、光感性药疹 | 可引起白细胞减少，肝受损害 |
| | 制霉菌素 | 抑制白色念珠菌及新型隐球菌 | 消化道白色念珠菌感染 | 口服，每日 5 万～10 万 U/kg，分 3～4 次口服 | 胃肠道反应 | 不宜作注射 |
| | 氟尿嘧啶 | 干扰真菌 DNA 合成 | 念珠菌病，隐球菌病 | 口服，每日 5～10mg/kg，分 3～4 次口服 | 胃肠道反应 | 可引起三系血细胞减少 |
| | 酮康唑 | 广谱抗真菌药物，有较好的抑制作用 | 慢性皮肤黏膜念珠菌病、泛发性体癣、花斑癣 | 口服，1～4 岁，每日 50mg | 恶心、呕吐、瘙痒 | 偶有男性乳房发育 |
| | 氟康唑 | 广谱抗真菌药物 | 念珠菌病，隐球菌病 | 口服，每日 25～50mg | 胃肠道反应、皮疹、肝功能损害 | 可引起白细胞减少 |
| | 克霉唑 | 广谱抗真菌药物 | 适用于皮肤、黏膜、消化道等真菌感染 | 顿服，每日 20～60mg/kg | 恶心、胃部烧灼感 | 白细胞减少，肝受损 |

（续　表）

| 类别 | 药　名 | 药理作用 | 适应证 | 用法用量 | 不良反应 | 注意事项 |
| --- | --- | --- | --- | --- | --- | --- |
| 维生素类 | 维生素A | 维持皮肤、结膜、角膜等的正常功能，参与视紫红质的合成，增强视网膜的感光力 | 维生素A缺乏病、角化过度皮肤病、鱼鳞病、毛发红糠疹 | 口服，每天5000～10 000U，用药10日 | 长期大剂量应用可引起食欲缺乏、皮肤瘙痒、头痛 | 每日服10万U超过半年，可致慢性中毒 |
|  | 维生素$B_1$ | 参与体内糖类及能量代谢，维持消化、神经及心血管正常功能 | 脚气病、带状疱疹、多发性神经炎 | 口服，第1周，每日10mg；第2周，每日3～5mg，直至临床症状消失，维持量每日1～5mg | 不宜静脉注射 | 注射用时，个别小儿发生过敏性休克，大剂量口服并不增加吸收量 |
|  | 维生素$B_2$（核黄素） | 维持体内生物氧化还原作用 | 维生素$B_2$缺乏病、阴囊炎、舌炎、唇炎、口角炎、阴道炎 | 口服，每日10～15mg，分3次口服 | 不宜空腹服用 | 服后尿呈黄绿色。进食时或饭后服用吸收好 |

（续 表）

| 类别 | 药名 | 药理作用 | 适应证 | 用法用量 | 不良反应 | 注意事项 |
|---|---|---|---|---|---|---|
| 维生素类 | 烟酸及烟酰胺 | 在体内组成细胞呼吸机制所需要的辅酶 | 糙皮病、肢端动脉痉挛症、慢性溃疡、血栓闭塞性脉管炎 | 口服，每日 50～100mg，分 2～3 次口服 | 服后半小时左右皮肤发热、发红和烧灼感 | 妊娠初期大量服用有致畸可能 |
| | 维生素 $B_6$ | 参与体内氨基酸、蛋白质、脂类、核酸及糖类的代谢 | 皮脂溢出、痤疮、脱发、维生素 $B_6$ 缺乏病及依赖综合征 | 口服，每日 20～100mg，肌内注射，每日 2～10mg | 罕见发生变态反应 | 可静脉注射 1 次 |
| | 叶酸 | 参与体内核酸和氨基酸的合成，促进红细胞生成和成熟 | 叶酸缺乏病、巨幼细胞贫血、银屑病 | 口服，每日 5mg | 罕见发生变态反应 | 对缺铁性贫血治疗无效 |
| | 维生素 E | 是一种抗氧化剂，保护细胞的完整性，参与核酸代谢 | 维生素 E 缺乏病、硬皮病、大疱性表皮松解症及肌萎缩等 | 口服，每日 10mg | 每日用量 > 15mg/kg 时，可出现血清肌酸酶增高，尿肌酸排泄量增多 | 有报道，静脉注射可引起死亡 |

（续　表）

| 类别 | 药　名 | 药理作用 | 适应证 | 用法用量 | 不良反应 | 注意事项 |
|---|---|---|---|---|---|---|
| 维生素类 | 维生素 C | 参与氨基酸代谢，神经递质、胶原蛋白、细胞间质的合成 | 坏血病、过敏性疾病、紫癜、色素沉着、银屑病、创伤愈合不良 | 口服，每日 300～450mg | 不宜与碱性药物配伍，以免影响疗效 | 过量可引起腹泻、皮疹或导致溶血 |
| | 维生素 $D_3$ | 对钙、磷代谢，小儿骨骼生长、发育有重要作用，促进钙、磷吸收和利用 | 维生素 D 缺乏病、银屑病、皮肤结核病、佝偻病 | 口服，每日 1000～2000U，一次性口服 10 万～20 万 U | 大量久服可引起高钙血症、肾结石、食欲缺乏、呕吐、腹泻等 | 市售鱼肝油制剂中含大量维生素 A，长期服用，可引起维生素 A 慢性中毒 |
| | 维生素 $B_{12}$ | 参与体内甲基转换及叶酸代谢，参与三羧酸循环，促进红细胞成熟 | 银屑病、带状疱疹、扁平疣、扁平苔藓、盘状红斑狼疮、疱疹样皮炎、多发性神经炎 | 肌内注射，每周 2 次，每次 100mg | 少数患儿可出现变态反应 | 严重者出现过敏性休克 |

（续　表）

| 类别 | 药　名 | 药理作用 | 适应证 | 用法用量 | 不良反应 | 注意事项 |
|---|---|---|---|---|---|---|
| 维生素类 | 维生素 K | 为肝内合成凝血酶原的必需物质，具有止血作用 | 凝血酶原缺乏症、维生素 K 缺乏症 | 维生素 $K_3$ 肌内注射，每次 2～4mg，每日 2～3 次 | 呕吐、恶心、肝功能受损 | 大剂量可致小儿溶血性贫血 |
| 维生素类 | 维 A 酸 | 影响骨的生长和上皮代谢，促进上皮细胞增生、分化，角质溶解 | 寻常痤疮、扁平苔藓、毛发红糠疹、银屑病、鱼鳞病、毛囊角化症 | 口服，每次 10mg，每日 2～3 次 | 头痛、头晕、口干、脱屑 | 饭后服用 |
| | 全反式维 A 酸 | 抑制皮脂腺分泌作用 | 囊性痤疮、革兰氏阴性细菌毛囊炎、角化异常性疾病 | 口服，每日 1～2mg 口服，分 2 次口服 | 全身不良反应少 | 就餐时服用 |

（续 表）

| 类别 | 药 名 | 药理作用 | 适应证 | 用法用量 | 不良反应 | 注意事项 |
|---|---|---|---|---|---|---|
| 免疫抑制药 | 环磷酰胺 | 能阻止 RNA 和蛋白质的合成，抑制细胞生长、成熟、分化，抑制体液免疫和细胞免疫 | 天疱疮、系统性红斑狼疮、皮肌炎 | 口服，每日 2mg/kg，分 2 次口服 | 胃肠道反应，脱发、肝损害 | 白细胞减少 |
| | 硫唑嘌呤 | 抑制细胞免疫 | 天疱疮、大疱性类天疱疮、系统性红斑狼疮、皮肌炎、遗传性过敏性皮炎、银屑病 | 口服，每次 2mg/kg，每日 1 次 | 胃肠道反应，肝损害 | 骨髓抑制 |
| | 甲氨蝶呤 | 使DNA 合成受到影响，抑制淋巴细胞及上皮细胞增生 | 银屑病，天疱疮、系统性红斑狼疮、毛发红糠疹、白塞综合征 | 口服，每次 5mg，每日 1 次 | 胃肠道反应，骨髓抑制，肝功能异常 | 因不良反应大，很少用于皮肤科疾病 |

（续　表）

| 类别 | 药　名 | 药理作用 | 适应证 | 用法用量 | 不良反应 | 注意事项 |
| --- | --- | --- | --- | --- | --- | --- |
| 免疫抑制药 | 环孢素 | 可抑制 T 淋巴细胞功能 | 银屑病、天疱疮、遗传性过敏性皮炎、皮肌炎、系统性红斑狼疮 | 口服，每日 5mg/kg，分 2 次口服 | 肝功能、肾功能损害 | 无骨髓抑制 |

附表 2　小儿皮肤病外用药物

| 类别 | 药名 | 应用 | 注意事项 |
| --- | --- | --- | --- |
| 清洁剂 | (1)生理盐水<br>(2)0.1%～0.2%高锰酸钾溶液<br>(3)0.02%呋喃西林溶液<br>(4)3%硼酸溶液<br>(5)植物油<br>(6)液状石蜡 | 清洁皮肤上的浆液、脓液、污物、鳞屑、结痂和皮损上的药液、药粉、药膏或橡皮膏 | (1)一般应轻轻冲洗,不宜用力擦洗<br>(2)厚痂时需用凡士林厚涂包扎,软化后再用植物油或生理盐水清洗<br>(3)鳞屑多或头部有软膏较多时,可用温水或肥皂水洗涤清除<br>(4)糊膏宜用植物油清洗<br>(5)硬膏宜用乙醇或汽油去除 |
| 保护剂 | (1)滑石粉<br>(2)氧化锌<br>(3)或加入 5%～10%硼酸<br>(4)或加入 5%樟脑或薄荷<br>(5)炉甘石<br>(6)氧化锌油<br>(7)氧化锌糊 | 保护皮肤,避免再刺激,促使皮肤加快恢复 | (1)不可用刺激性较强的药物<br>(2)必要时可加入一些止痒药<br>(3)淀粉类在夏季容易发酵,吸水后形成糊状,宜少用为佳 |

（续 表）

| 类别 | 药名 | 应用 | 注意事项 |
| --- | --- | --- | --- |
| 止痒药 | (1)0.5%～2%薄荷脑<br>(2)0.5%酚酒精<br>(3)3%～10%苯唑卡因<br>(4)0.5%～1%麝香草酚<br>(5)1%～5%水合氯醛<br>(6)1%～2%樟脑<br>(7)1%～2%盐酸达克罗宁<br>(8)5%煤焦油溶液 | 主要是麻醉感觉神经末梢或对皮肤表面起到清凉作用，减轻痒感或保护局部不受外界任何刺激 | (1)有炎症反应者，不适合用湿敷、热敷止痒<br>(2)必要时可 2～3 种止痒药同时应用 |
| 抗菌药 | (1)0.1%～0.5%乳酸依沙吖啶(利凡诺)<br>(2)2%～4%硼酸<br>(3)1%四环素<br>(4)2%莫匹罗星<br>(5)0.5%～1%新霉素<br>(6)0.5%～2%红霉素<br>(7)0.5%苯扎溴铵<br>(8)0.1%～0.2%高锰酸钾<br>(9)1%四环素<br>(10)夫西地酸 | 有消炎、止痒作用，适用于遗传性皮炎、接触性皮炎、湿疹、神经性皮炎及瘙痒症等，用乳剂、洗剂更为普通，极易抹搽，又易洗去 | (1)因皮肤吸收较少，故不良反应轻<br>(2)外用磺胺类、青霉素及汞溴红等易致过敏，一般不宜应用 |

（续　表）

| 类别 | 药名 | 应用 | 注意事项 |
|---|---|---|---|
| 抗真菌药 | (1)咪康唑(达克宁)霜<br>(2)克霉唑<br>(3)咪康唑<br>(4)益康唑<br>(5)3%～10%水杨酸<br>(6)6%～12%苯甲酸<br>(7)酮康唑洗剂 | 手足癣、指(趾)甲癣、股癣、体癣、头癣、皮肤黏膜念珠菌病、急性湿疹、慢性湿疹、神经性皮炎、接触性皮炎、脂溢性皮炎、银屑病 | (1)真菌感染容易感染复发，可能是治疗不彻底或重复感染所致。因此，外用药物治疗，需至皮疹基本消退后，应继续治疗1～2周<br>(2)避免重复感染<br>(3)小腿丹毒多与足癣有关 |
| 抗病毒药 | (1)2%～3%阿昔洛韦<br>(2)0.1%酞丁安<br>(3)碘苷(疱疹净)<br>(4)磷钾酸钠 | 单纯疱疹、水痘、带状疱疹、疱疹性角膜炎、结膜炎、尖锐湿疣 | (1)长期应用滴眼液，可出现角膜混浊<br>(2)应避光保存<br>(3)有局部刺激和烧灼感 |
| 杀虫药 | (1)5%～10%硫黄<br>(2)甲硝唑<br>(3)0.1%丙体六六六<br>(4)25%苯甲酸酯 | 疥疮、虱病、谷痒症、虱咬伤 | (1)用药期间可引起念珠菌感染<br>(2)可引起白细胞减少 |

（续　表）

| 类别 | 药名 | 应用 | 注意事项 |
|---|---|---|---|
| 收敛药 | (1)0.5%硫酸锌<br>(2)0.1%～0.3%硝酸银<br>(3)2%明矾<br>(4)5%甲醛 | 可凝固蛋白质，减少创面渗出，消肿、消炎。适用于烧伤黏膜上的溃疡除去腐肉，急性渗出性皮炎，湿疹，痒疹 | 严防继发感染 |
| 脱皮药 | (1)3%氢醌<br>(2)20%壬二酸 | 减少色素沉着，适用于褐斑 | 严防皮肤损伤 |
| 防光药 | (1)5%～10%对氨基苯甲酸酯<br>(2)5%二氧化钛霜<br>(3)10%氧化锌 | 可减少紫外线的透过，具有防晒作用。<br>适用于如晒伤、多形性日光疹、种痘样水疱病、白化病、红斑狼疮、雀斑、着色性干皮病 | 不宜长期应用 |

（续　表）

| 类别 | 药名 | 应用 | 注意事项 |
| --- | --- | --- | --- |
| 外用糖皮质激素 | (1)低效：醋酸氢化可的松、醋酸地塞米松<br>(2)中效：曲安西龙、氟轻松<br>(3)强效：丙酸氯倍他索、丙酸倍氯米松 | 外用时多有明显抗炎作用，适用于湿疹、过敏性皮炎、接触性皮炎、神经性皮炎、银屑病、脂溢性皮炎、瘙痒、扁平苔藓、皲裂性湿疹 | (1)长期外用可引起局部皮肤萎缩<br>(2)皮肤毛细血管扩张、出血<br>(3)可引起痤疮、毛囊炎<br>(4)面部、腋下、腹股沟处不宜长期外用<br>(5)强效者，禁用于面部及婴儿<br>(6)不可长期大面积外用，以免引起全身不良反应 |
| 角质促成药 | (1)2%～5%煤焦油或糠馏油<br>(2)5%～10%黑豆馏油<br>(3)3%水杨酸<br>(4)3%～5%硫黄<br>(5)0.1%～1%地蒽芬 | 可促进表皮角质层正常化，收缩血管，减少炎症渗出和浸润。适用于慢性单纯性苔藓、痒疹、银屑病、毛发红糠疹 | 不宜长期应用 |

（续　表）

| 类别 | 药名 | 应用 | 注意事项 |
| --- | --- | --- | --- |
| 角质松解药 | (1)5%水杨酸<br>(2)5%～10%乳酸<br>(3)20%～50%尿素<br>(4)10%硫黄<br>(5)0.05%～0.1%维 A 酸 | 可促进过度角化上皮松软、解离而脱落。适用于头癣、甲癣、鱼鳞病、掌跖角化病、毛周角化病及汗管角化病等 | 防止继发感染 |
| 抗肿瘤药 | 0.5%～5%氟尿嘧啶软膏 | 适用于日光性角化病、扁平疣、脂溢性角化病、放射性皮炎 | 防止不良反应 |

附表 3　小儿外用药物剂型

| 剂型 | 作用 | 用途 |
| --- | --- | --- |
| 溶液（药物的水溶液） | 湿敷 | （1）化脓性皮肤病<br>（2）继发感染的其他皮肤病<br>（3）急性渗出性皮肤病 |
| 酊剂（不挥发物质的乙醇溶液） | 使溶解的药物均匀分布于皮肤表面 | （1）瘙痒性皮肤病<br>（2）皮肤寄生虫<br>（3）昆虫叮咬伤<br>（4）动物性皮肤病 |
| 粉剂 | 有干燥、保护和散热作用 | （1）无破溃的急性、亚急性皮炎<br>（2）无渗液的急性、亚急性皮炎<br>（3）浸渍<br>（4）手足多汗<br>（5）水疱型足癣 |
| 振荡剂（洗剂） | 是不溶于水的粉剂，有止痒、散热、干燥、保护作用 | （1）皮肤潮红<br>（2）皮肤红肿<br>（3）皮肤瘙痒而无渗出的急性皮肤损害 |

（续 表）

| 剂型 | 作用 | 用途 |
|---|---|---|
| 油剂（用植物油溶解药物或混入固体药物） | 有清洁、保护、润滑作用 | 适用于渗出不多的皮炎和湿疹 |
| 乳剂（油和水乳化而成） | 有保护、润泽皮肤作用，有脂及霜两种类型 | 适用于亚急性、慢性皮肤炎症 |
| 软膏（在凡士林等基质中加入药物而成） | 保护创面，防止干裂，渗透性强，作用明显 | 适用于慢性皮肤炎症性疾病 |
| 糊膏（含有25%～50%固体药物粉末的软膏） | 有吸收水分和收敛作用，易于发挥药物作用 | 适用于轻度渗出的亚急性皮肤炎症及湿疹 |
| 硬膏（药物溶布于纸上而成硬膏） | 可阻止皮肤水分蒸发，角质层软化，有利于药物吸收 | 适用于苔藓样变的慢性、单纯性苔藓，慢性湿疹 |
| 涂膜剂 | 在皮肤上能形成薄膜，使药物与皮肤密切接触而被吸收 | 慢性无渗出皮损、角质层增生性损害，如鸡眼 |
| 气雾剂 | 掀动阀门时，药液自动以雾状喷出，均匀分布于患处，简便、清洁 | 通常有抗生素或糖皮质激素，用于感染性皮肤病、变态反应性皮肤病 |

**附表 4　各种皮肤病用药剂型的选择**

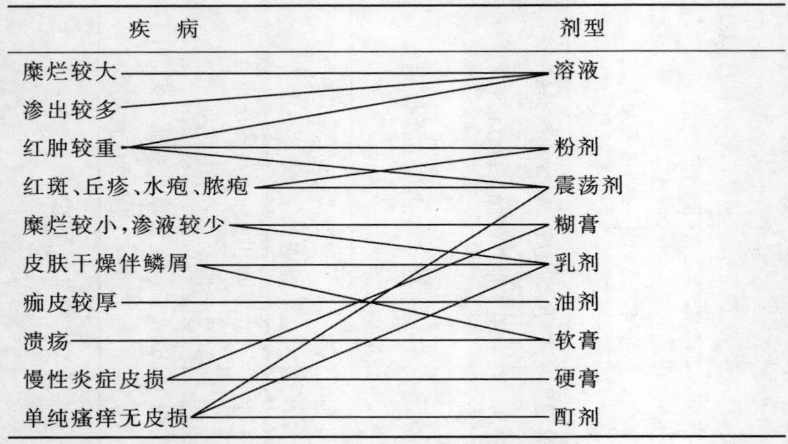


注：外用药物剂型选择，应以病损的性质为依据

**附表 5　各种皮肤病药物的选择**

| 疾　病 | 药物 |
| --- | --- |
| 细菌性皮肤病 | 抗生素 |
| 病毒性皮肤病 | 抗病毒药物 |
| 真菌性皮肤病 | 抗真菌药物 |
| 变态反应性皮肤病 | 抗组胺药物 |
| 结缔组织病 | 糖皮质激素 |
| 瘙痒性皮肤病 | 止痒药 |
| 渗出为主的皮肤病 | 收敛药 |
| 角化不全为主的皮肤病 | 角质促成药 |
| 角化过度为主的皮肤病 | 角质松解药 |

# 附图　小儿常见皮肤病图片

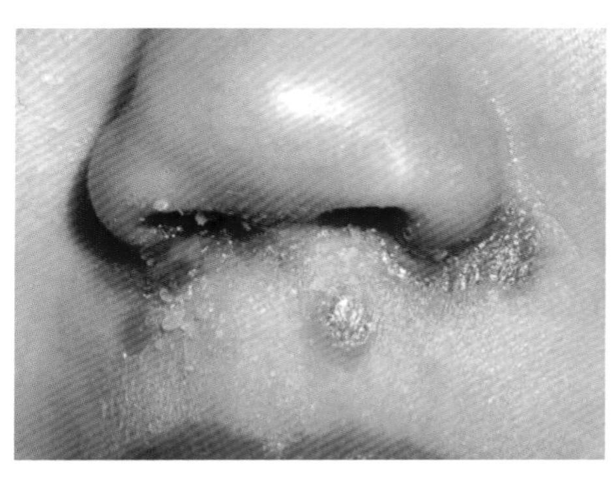

彩图 1　**脓疱疮**

鼻翼处初发为红斑及水疱，迅速变为脓疱，粟粒或黄豆大小，疱壁薄，周围有红晕。疱破裂后露出糜烂面，干燥后结成蜜黄色或灰黄色厚痂

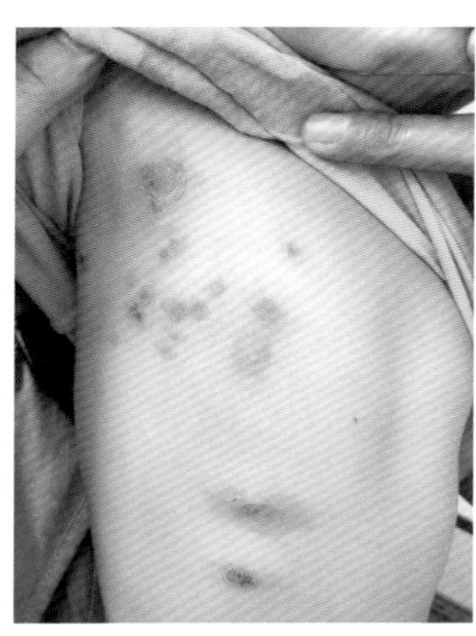

彩图 2　**环状脓疱病**

躯干部皮损向周围蔓延，亦可融合成片。部分皮损中央部好转，边缘部形成环状或连环状，往往大如指盖或更大

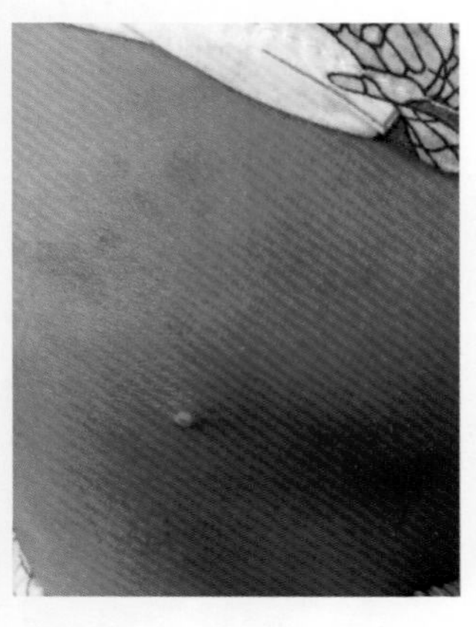

彩图 3 **毛囊炎**

红色毛囊丘疹，迅速变成小疱并化脓，周围有红晕，散在分布，有痛痒感

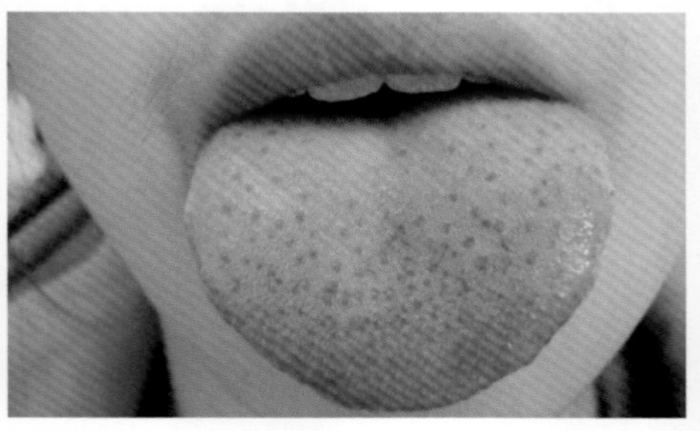

彩图 4 **猩红热舌**

舌累及（舌苔干燥、红色舌乳头肥大）

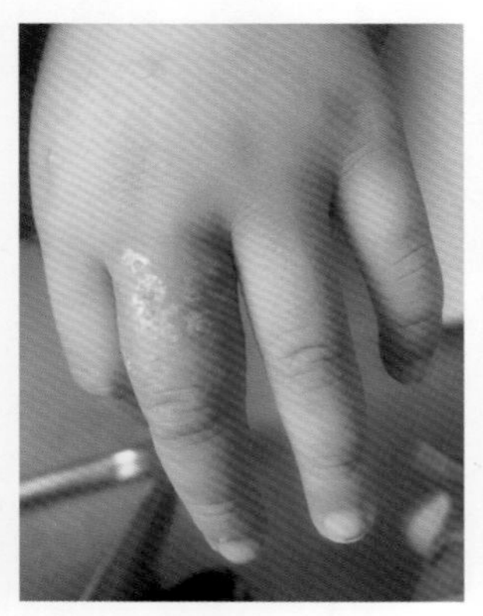

彩图 5 **疱疹性湿疹**

手指部红肿，境界不清，其上呈深水疱并伴有疼痛

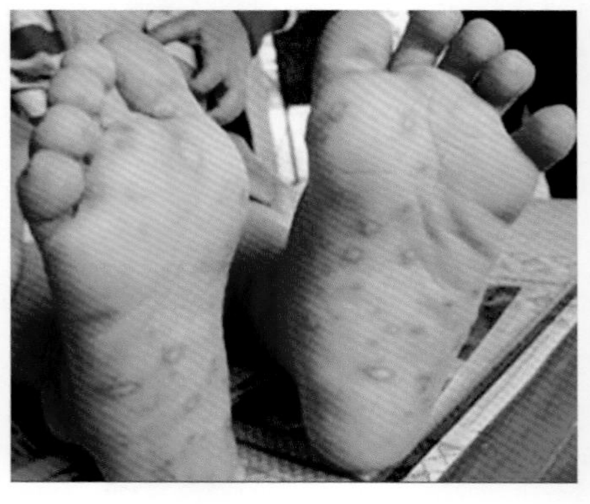

彩图 6 **手足口病**

足底、指（趾）相继出现米粒至豌豆大小的水疱，呈圆形或椭圆形，疱壁薄，周围有红晕。水疱迅速破溃，呈灰白色糜烂或浅溃疡

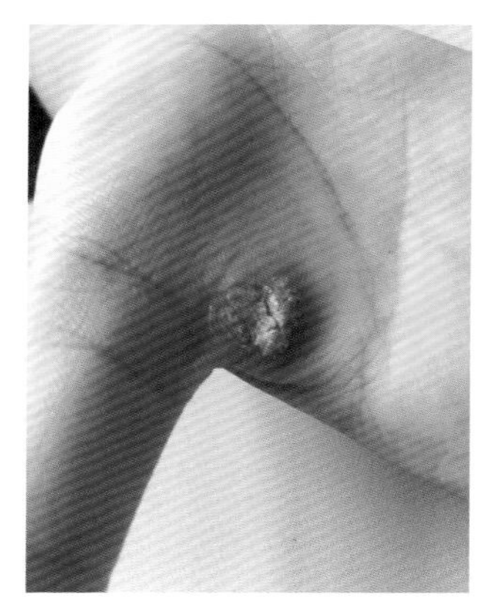

彩图 7　**寻常疣**

手掌部可见角质增生性丘疹，表面粗糙。呈暗黄色或灰黄色，突出皮肤表面，顶部呈刷状或花蕊状，边缘清楚，触之坚硬

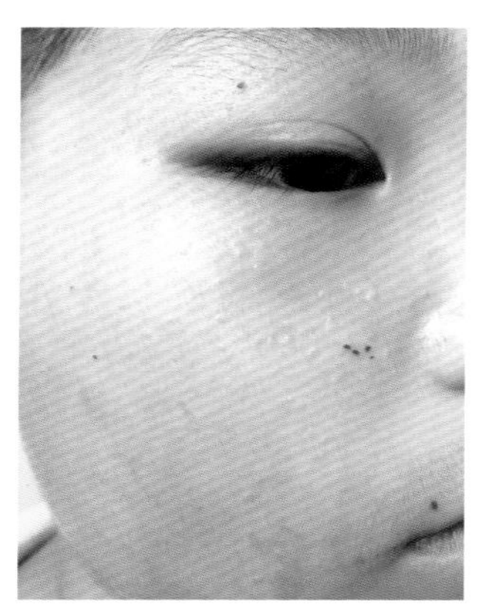

彩图 8　**扁平疣**

颜面部可见粟粒至米粒大小，圆形、椭圆形或不规则形、边缘清楚的扁平丘疹，表面光滑，质坚，皮色或褐色。常因抓痒而自体接种，呈串珠状或条状排列

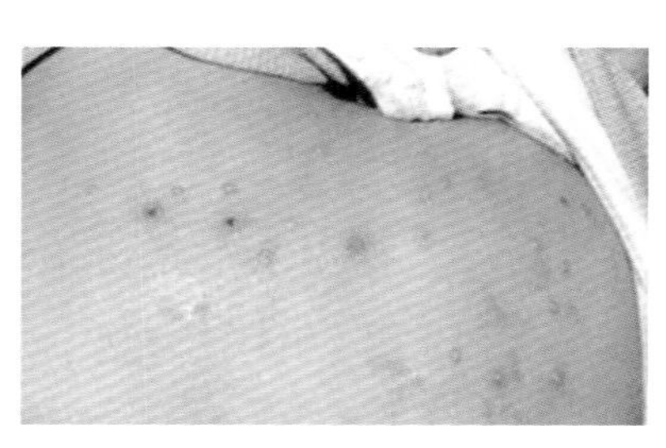

彩图 9　**传染性软疣**

肩胛处皮损为半球形、粟粒至绿豆大的丘疹，蜡样光泽，中央有脐窝，可从其中挤出豆腐渣样物质

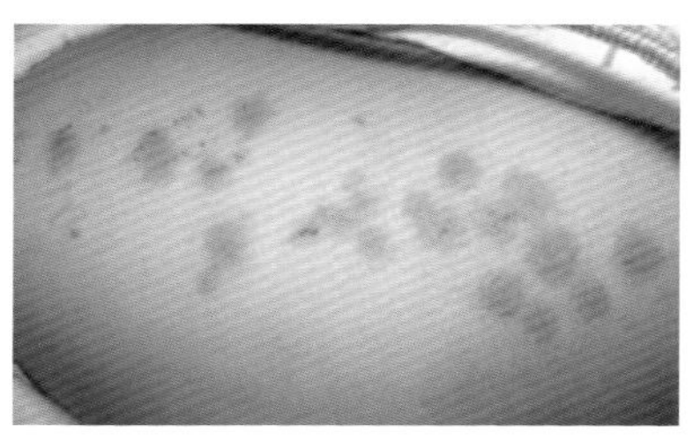

彩图 10　**传染性红斑**

躯干损害呈多环形或花纹样，边缘清楚，1～2 天蔓延至四肢、躯干，呈对称分布

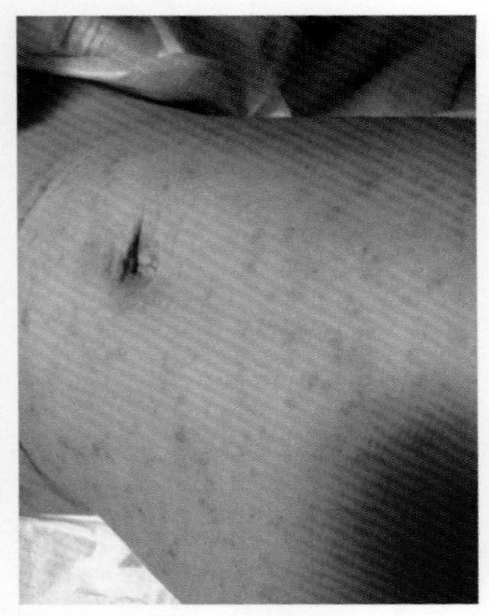

彩图 11 **幼儿急疹**

皮疹直径为 2～3mm，周围有浅色红晕，压之褪色，皮疹多呈分散性，亦可融合一处

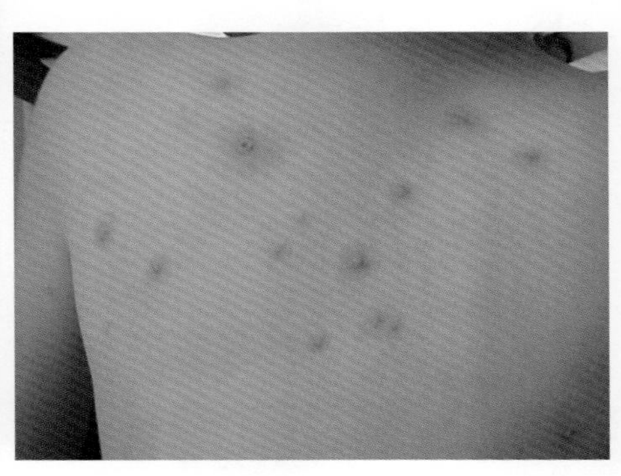

彩图 12 **水痘**

躯干部皮疹为向心性分布，多为红色小斑疹或丘疹，稀疏分散，数小时至 1 天后变成椭圆形、浅表的露珠状大小不等的疱疹，周围有红晕，数日后变干，中心凹陷，后结成痂盖

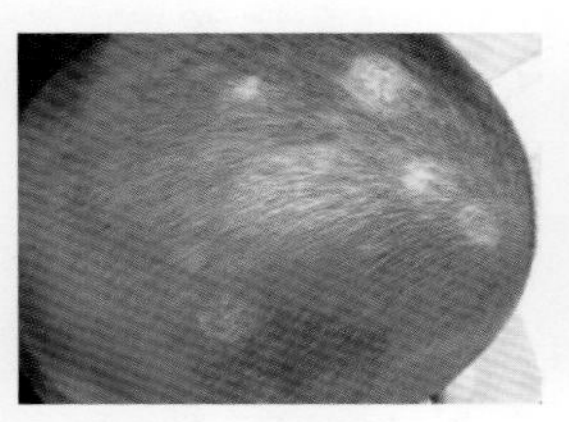

彩图 13 **头癣**

为圆形、灰白色鳞屑斑，毛发多在距头皮 2～4mm 处折断，毛发根可见灰白色菌鞘，毛发易于拔除

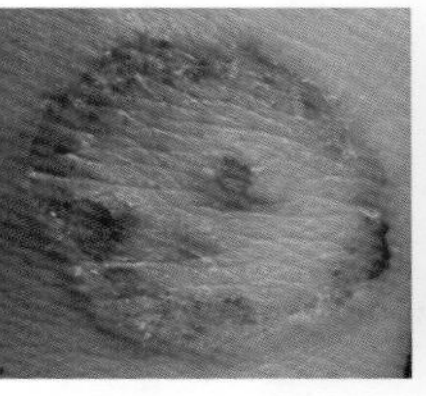

彩图 14 **体癣**

臀部皮疹损害从针头至绿豆大小，从中心等距离扩展蔓延，形成环形或多边形，边缘隆起而较窄，中央皮疹渐退，伴脱屑或色素沉着

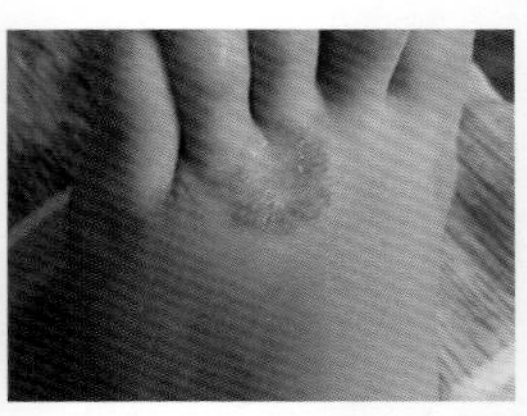

彩图 15 **足癣**

趾间、足跖反复出现水疱及丘疱疹。可融合成大疱，瘙痒，疱干脱屑

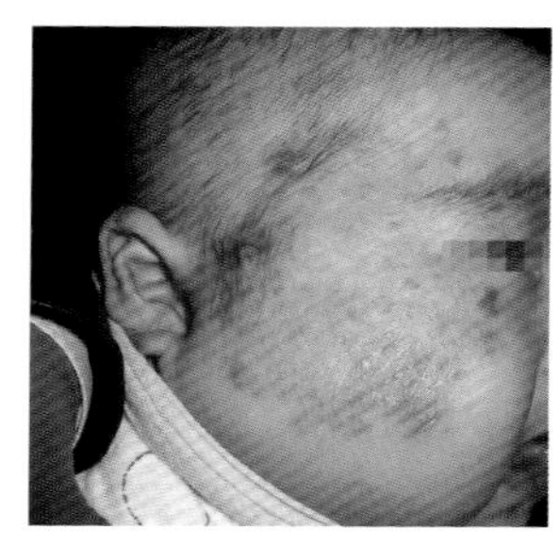

彩图 16　**面癣**

面癣部为红斑、境界清楚，有鳞屑，有时呈蝶状分布，为单侧分布

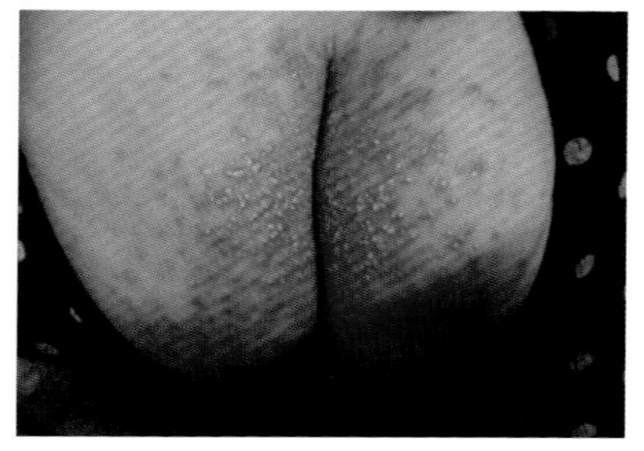

彩图 17　**尿布皮炎**

臀部接触尿布处皮肤呈皮炎表现，牛肉样的红斑，边缘隆起且周围有卫星灶

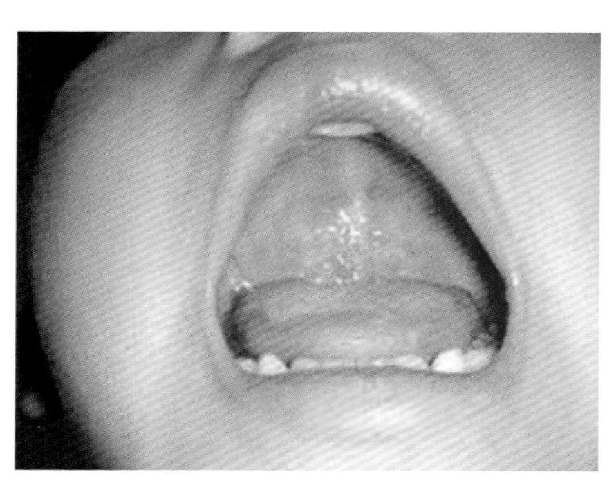

彩图 18　**鹅口疮**

舌、颊、软腭等处黏膜，其上覆盖一层白色乳酪状物，呈点状或融合成片。附着于黏膜上，揭去后可见红色渗出性创面

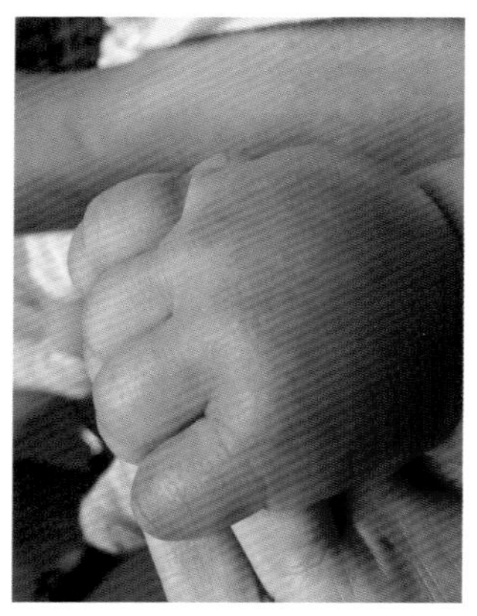

彩图 19　**蚊叮咬**

手部叮咬处刺痛，局部出现水肿、红斑、风疹团，伴瘙痒或灼痛感

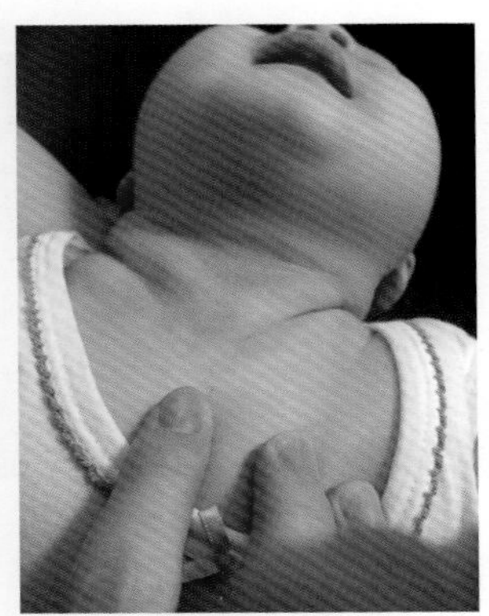

彩图 20　**摩擦红斑**

颈部皮损为局限性鲜红或暗红色，边界清楚，呈水肿性斑片

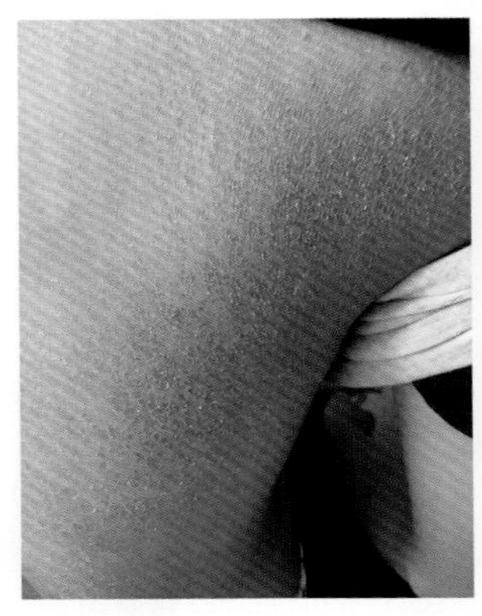

彩图 21　**鱼鳞病**

躯干部鱼鳞片块大小、薄厚不等，为方形或多角形，每片中央粘着皮肤，边缘隆起游离，如鱼鳞状，对称分布

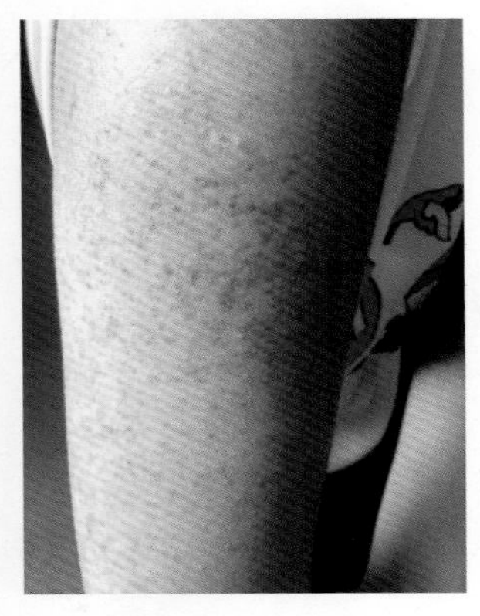

彩图 22　**毛周角化病**

上肢伸侧皮肤表现为在毛囊口处发生针尖大小的丘疹，呈正常皮色，丘疹顶部有灰色角质栓塞，栓塞中央有一根毳毛穿出或卷曲其中

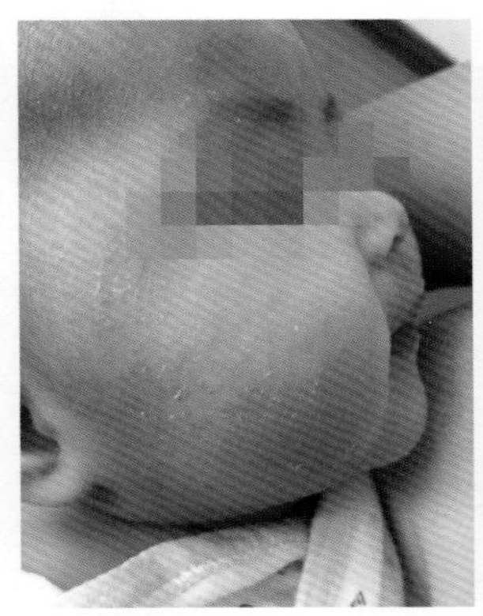

彩图 23　**婴儿湿疹**

颜面部皮肤皮损初期为聚集的小红丘疹或红斑、小水疱、黄白色鳞屑及痂皮

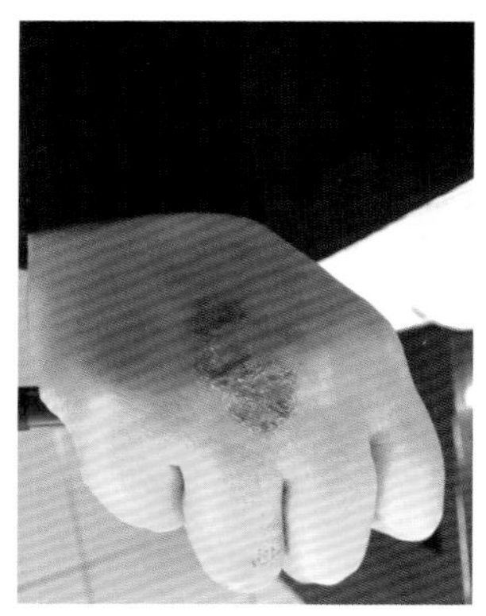

彩图 24　**遗传过敏性皮炎**

手背部皮损为局限、对称、肥厚性丘疹，微红，渗出少，表面粗糙呈苔藓样变。抓破后发生糜烂、渗出、结痂

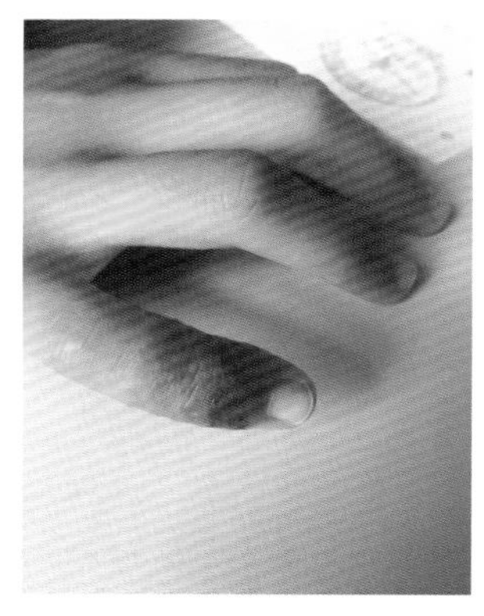

彩图 25　**接触性皮炎**

手指接触胶带后皮损表现为局部潮红、红斑、水肿及少许密集的丘疹

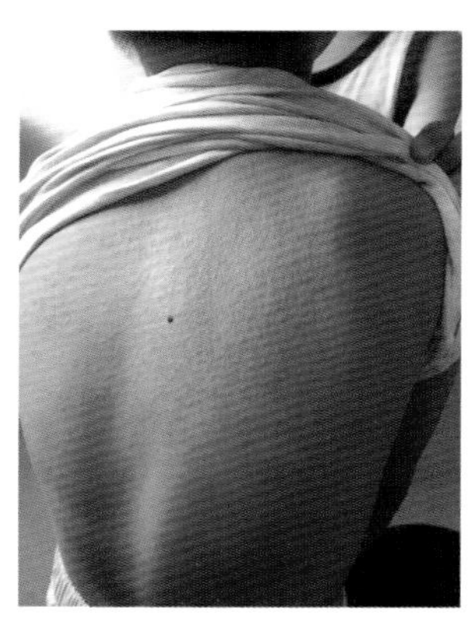

彩图 26　**荨麻疹形药疹**

有用药史，躯干部出现荨麻疹形药疹，全身性、对称性和广泛性分布

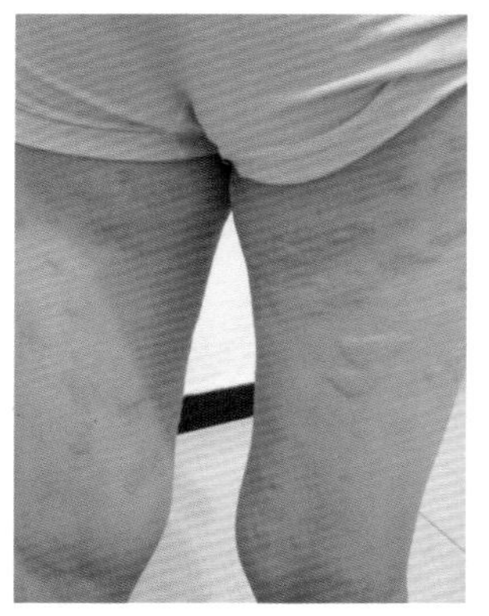

彩图 27　**荨麻疹**

食用鸡蛋后，皮肤突然发痒，很快出现大小不等的鲜红色风团，孤立或散在，逐渐扩大融合成片

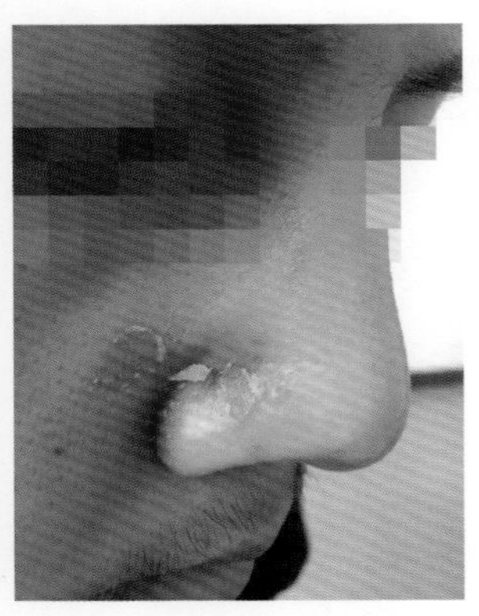

彩图 28　**脂溢性皮炎**

鼻翼两侧初发的皮肤表现为数个小丘疹，逐渐扩大为不规则的黄红色斑片，其上覆盖黄色油性痂皮

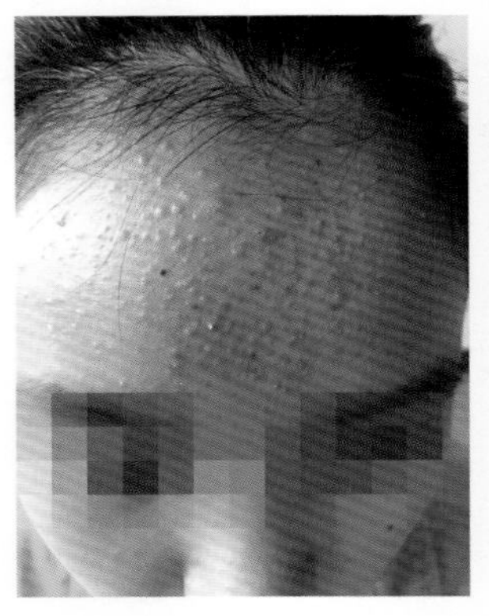

彩图 29　**寻常性痤疮**

额头毛囊周围发炎，毛囊口有丘疹，顶端有黑、白头粉刺

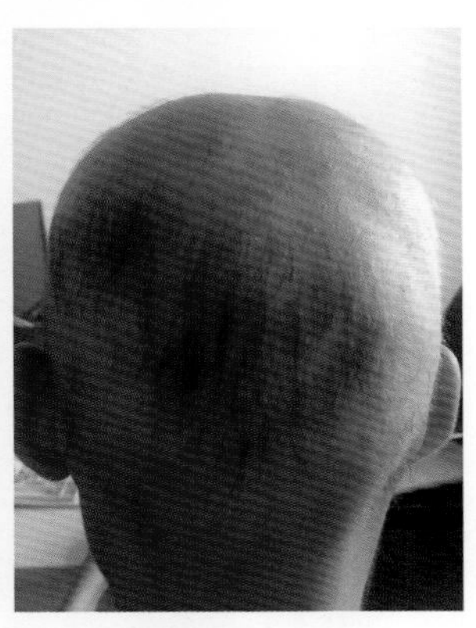

彩图 30　**秃发**

突发病程经过缓慢、反复，呈片状脱发

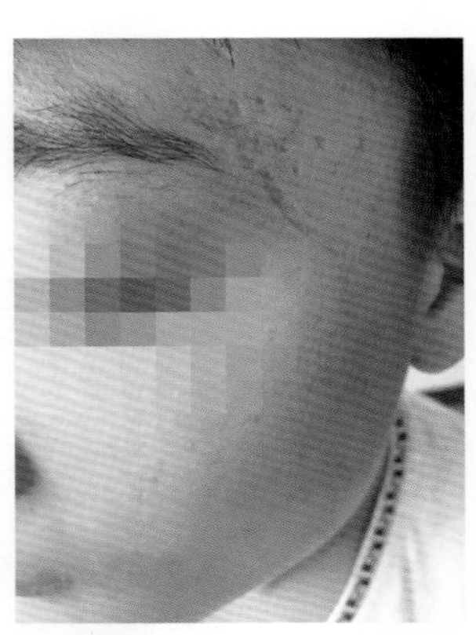

彩图 31　**粟丘疹**

发于眼睑周围、颊部、额部，皮损为针尖至小米粒大、坚实的淡黄色透明的丘疹、小结节、质硬，无自觉症状

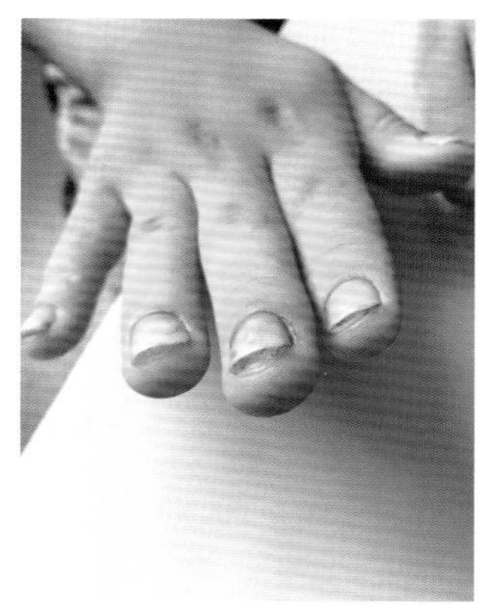

彩图 32 **甲分离**

见于真菌感染的甲板与甲床自动脱落

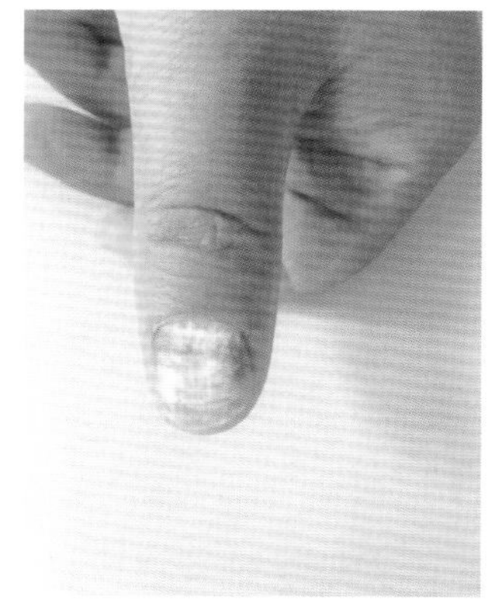

彩图 33 **白甲**

见于真菌感染的部分白甲或全部白甲

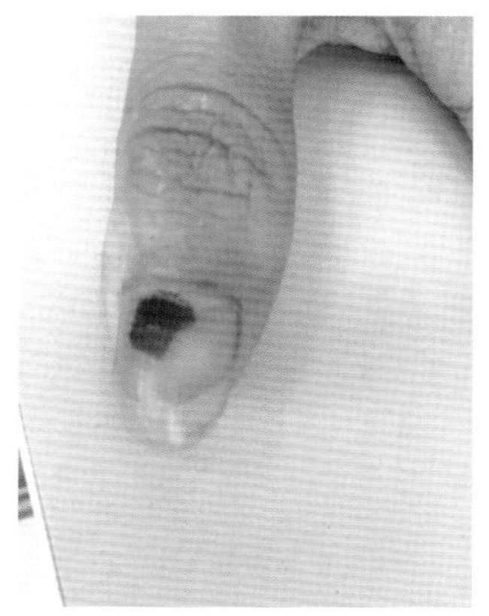

彩图 34 **甲下淤血**

见于外伤的甲板呈黑色

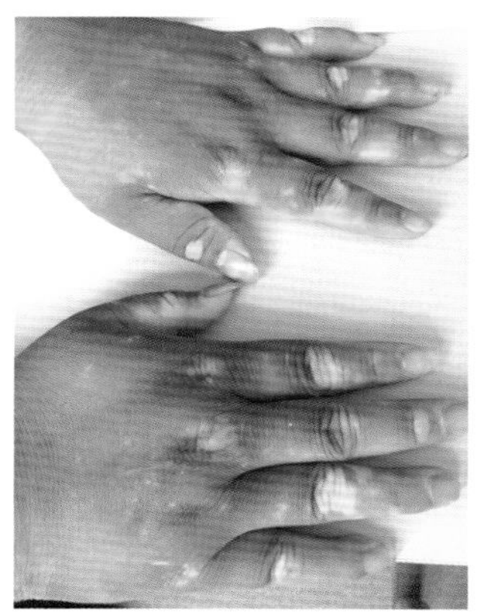

彩图 35 **白癜风**

双手指皮损为局限性色素脱失斑，呈乳白色，表面光滑，无鳞屑，不规则形，对称性境界清楚，周边色素增加

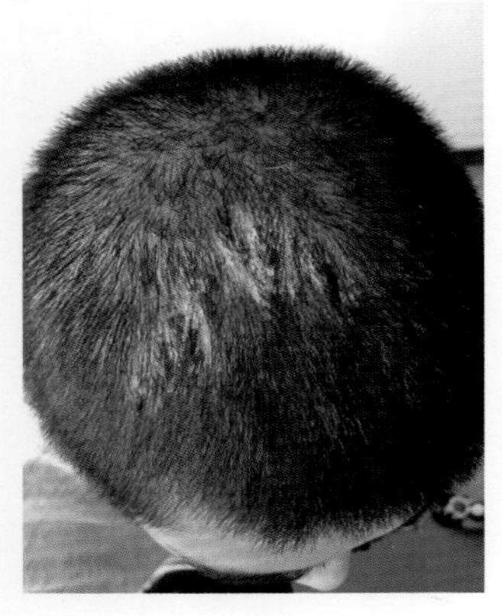

彩图 36 **束状发**

银屑病儿童头部片状红斑、片层鳞屑，伴有束状发

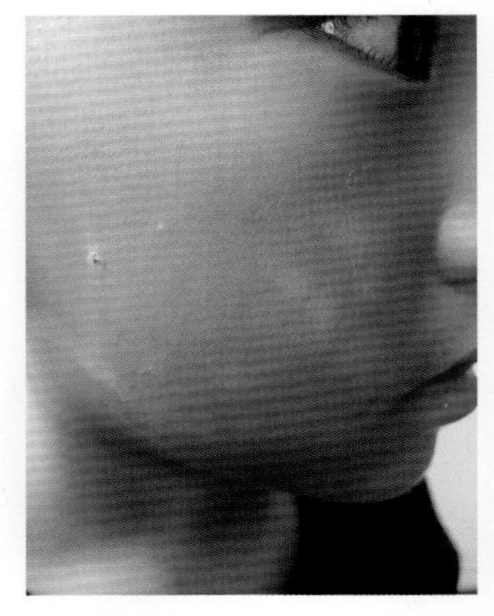

彩图 37 **单纯糠疹**

颜面部皮损为大小不等的圆形或椭圆形的淡红斑，1～2 周后变为淡白色，表面干燥，有少量糠秕样灰白色鳞屑

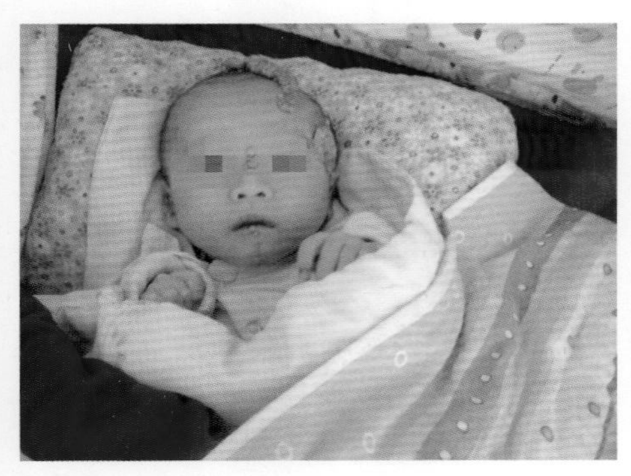

彩图 38 **皮脂腺痣**

头面部皮损多发，表现为略高出皮面的黄色蜡样的圆形、卵圆形或带状斑块，边缘不整齐，表面光滑或呈颗粒状，无毛发

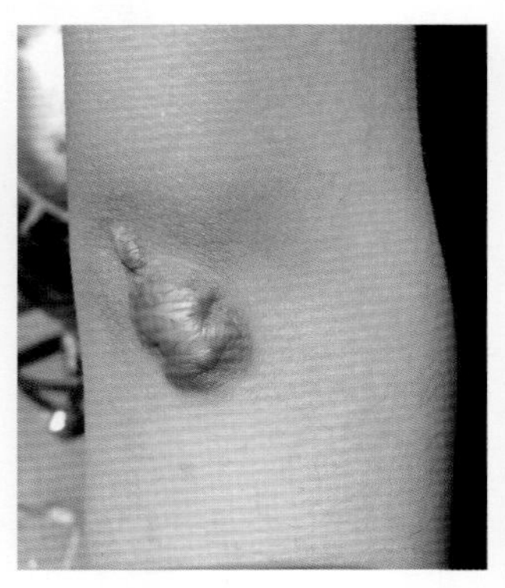

彩图 39 **瘢痕疙瘩**

肘部鲜红色、高出皮面、厚硬、坚韧而有弹性的丘疹或索状物，表面光滑或不平，没有毛发